FITNESS
SUPER SIMPLE

@jesuisunecoach

FITNESS SUPER SIMPLE

40 exercices en pas à pas

MANGO
éditions

Sommaire

LE RÉPERTOIRE D'EXERCICES

LES SÉANCES

INTRODUCTION

J'aimerais vous dire que je me lève tôt tous les matins pour pratiquer du sport, que je me nourris uniquement d'aliments sains, mais je préfère dès le début être honnête avec vous ☺
Je m'appelle Séverine, je suis coach sportive diplômée d'État et professeure de Pilates certifiée. Bonne vivante, grosse dormeuse et parfois (bon OK souvent) flemmarde, choisissant fréquemment le canapé à la course à pied.
Voilà qui devrait vous rassurer !

Le fitness a toujours fait partie de ma vie, je suis une ancienne gymnaste acrobatique et j'ai toujours fréquenté les salles de sport. Je reconnais donc avoir une base déjà bien solide.

Ce qui a évolué, c'est la façon dont je perçois le sport : à l'époque de la gymnastique, ce qui comptait pour moi c'était le résultat et le fait d'atteindre la première marche du podium ; en salle de sport, c'était pour garder un rythme sportif (certes, mais j'y voyais surtout les bénéfices physiques : corps plus tonique et galbé).
Devenue coach sportif, j'ai pris conscience de l'importance du sport pour la santé et l'équilibre physique et psychologique au quotidien.

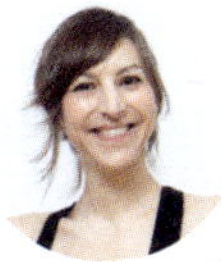

Je suis passionnée par mon métier que j'enseigne avec beaucoup de bienveillance. J'ai à cœur que chaque personne réalise à quel point elle est capable de bouger de manière sécuritaire et non contraignante.
Cette philosophie et cette approche du sport, c'est ce que je véhicule au sein de mon studio en ligne **@jesuisunecoach** (jesuisunecoach.fr).

Ce livre, je l'espère, vous donnera les clés pour vous lancer dans le sport « plaisir & santé ». Je me suis efforcée de décortiquer des exercices de base de façon simple et à ma sauce. Différents niveaux vous permettront de faire évoluer votre pratique. Gardez en tête que revenir aux fondements fait toujours du bien, alors pratiquez en toute sécurité avec ce livre décomplexant et rassurant.
Le plaisir est une notion clé car quand les choses sont faites avec plaisir, elles s'intègrent naturellement dans le quotidien et les bénéfices sont décuplés.

POURQUOI PRATIQUER LE FITNESS ?

Vous êtes-vous demandé pourquoi vous aviez mal au dos ? Pourquoi vous étiez fatigué ? De mauvaise humeur ?
Ou alors, si nous nous efforcions ensemble de lister les principaux bénéfices liés à la pratique d'une activité sportive ?

LUTTER CONTRE LA SÉDENTARITÉ

Le sport, on en entend beaucoup parler, surtout à l'approche de l'été et pour des raisons purement esthétiques. Mais il a avant tout pour vocation de nous maintenir en forme le plus longtemps possible. À l'opposé, nous trouverons donc la sédentarité : elle touche de plus en plus de personnes, et peut-être bien que vous êtes une personne sédentaire sans même le savoir. Et pourtant, c'est simple : si vous n'êtes pas régulièrement en mouvement (marcher, monter les escaliers, faire du vélo...), alors vous êtes sédentaire. Le fameux « métro/boulot/dodo », un grand classique.

À force de ne pas/plus bouger, le corps flanche, les muscles ne tiennent plus leur rôle, ce qui entraine douleur, fatigue, sautes d'humeur... Tout est lié dans une spirale pas toujours positive.

Alors bien entendu, j'entends souvent le classique « Je n'ai pas le temps » suivi du « Je n'ai pas l'argent ». Mais s'il s'agit de votre santé, si vous prenez conscience de l'importance de pratiquer une activité sportive régulière, ne pensez-vous donc pas que le temps et les moyens seront finalement possibles ?

UN ANTIDÉPRESSEUR NATUREL

La pratique d'une activité sportive peut nous aider à traverser des périodes difficiles en nous permettant de nous évader le temps d'une séance, de lutter contre le stress qui nous envahit en mettant de côté les tensions du moment afin de se concentrer sur sa séance et ainsi savourer les bénéfices liés à celle-ci, et peut-être ensuite d'être plus détendu et zen.

Le sport permet de se sentir mieux dans sa tête, c'est l'un des meilleurs remèdes contre la déprime, l'isolement, le découragement, la dépression... Un travail stressant, une période difficile à traverser, des angoisses personnelles... dans une vie, on passe par une quantité de phases avec des états d'âme bien différents qui influencent notre moral. Il s'agit de s'occuper de l'esprit, de vaquer à une activité qui nous fera mettre entre parenthèses le chaos du moment.

GAGNER EN CONFIANCE

Faire du sport, c'est s'approprier ou se réapproprier un corps qu'on peut détester, voire haïr. C'est apprendre à lui faire confiance et se faire confiance. Se sentir bien dans son corps, sans complexes, c'est parvenir plus facilement à faire preuve d'assurance et à affronter le quotidien la tête haute.
Quand on se sent mieux dans son corps, on est plus à même d'avancer, de gérer des crises ou juste d'évoluer.

PRENDRE SOIN DE SOI

Prendre le temps de prendre le temps, cela vous parle ? Nous avons une forte capacité à nous oublier et à nous faire passer en second en disant « Je n'ai pas le temps ». Alors si, vous l'avez, mais tout est une question de priorité et d'organisation. Si vous ne vous accordez pas ce temps, personne ne vous le donnera.

Il ne tient donc qu'à vous de booker 15/20 minutes dans votre agenda durant lesquelles vous serez aux abonnés absents. Plus que jamais, je crois aux bénéfices de s'accorder du temps pour soi et, l'espace de quelques minutes, d'être sa propre priorité.

Du sport pour la santé, du sport pour mieux vieillir, du sport pour le bien-être. Le sport ou fitness devrait, selon moi, être pris comme un moment privilégié pour vous, un moment qui vous procure des bienfaits physiques et psychiques.

Du sport pour la santé
Du sport pour se libérer
Du sport pour du bien-être
Du sport pour du plaisir

La pratique d'une activité sportive aide à se recentrer sur notre personne en nous permettant de nous accorder un moment privilégié avec nous-même.
Pratiquer une activité physique est bénéfique pour le corps ET l'esprit.

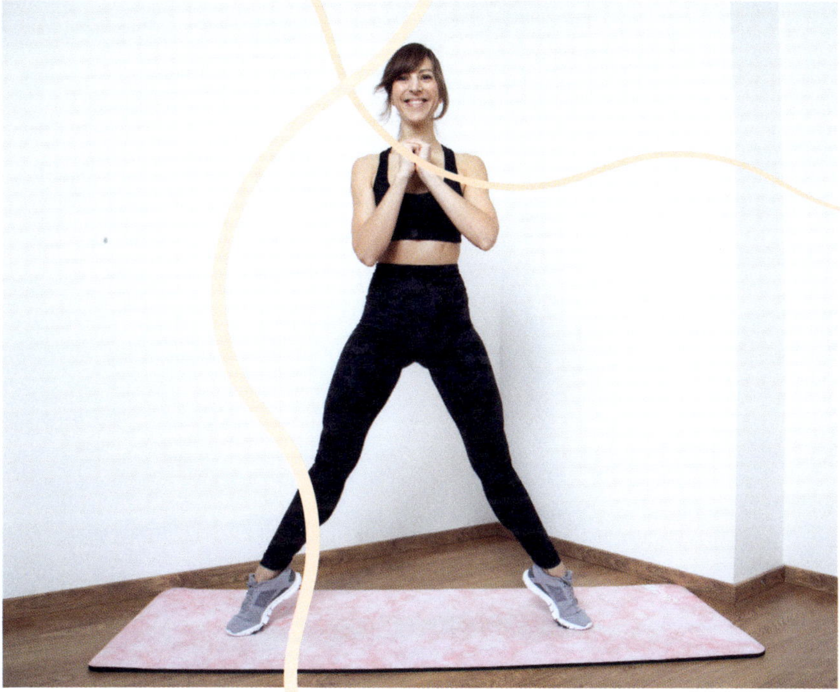

MON APPROCHE DU FITNESS

UNE APPROCHE DÉCOMPLEXANTE ET ACCESSIBLE

Depuis que je suis coach, le fitness super simple, c'est un projet qui me tient à cœur. Parce que dans l'esprit de nombreuses personnes, le sport est encore bien souvent associé au *no pain no gain* : pas de résultats sans souffrance. J'ai maintes fois été confrontée à des clients qui avaient eu une mauvaise expérience sportive, se sentant nuls. Voici mon point de vue : personne n'est nul, mais vous ne pouvez pas comprendre le sport si personne ne vous explique correctement les choses. C'est ce que je vais tenter de faire au sein de cet ouvrage : vous expliquer, le plus clairement possible, les exercices. J'espère que vous trouverez à la lecture de celui-ci douceur et plaisir : pratiquez, oui, mais avec un maximum de bienveillance, et en toute sécurité. L'idée est de vous permettre de progresser en comprenant et en ajustant votre travail, dans l'écoute de vos ressentis.

Astuce !
N'hésitez pas à vous filmer en cas de doute, cela peut vous aider à voir le bon placement.

Dans ce livre, vous ne trouverez pas de promesses ou d'objectifs, en revanche vous découvrirez beaucoup d'explications, de conseils, d'ajustements pour vous guider tout au long de votre pratique sportive. Il faut avant tout accepter de ne pas comprendre du premier coup, de ne pas savoir tout faire à la première tentative. Je répète souvent à mes clients que quand ils ont commencé à faire du vélo, ils avaient d'abord quatre roues. Eh bien, c'est la même chose ici. Ne soyez pas dans le jugement. Soyez bienveillant envers vous-même et n'oubliez pas que l'apprentissage peut prendre du temps. Alors, soyez patient ! ☺

La notion de plaisir est pour moi, vous l'aurez compris, un des moteurs dans la pratique sportive. C'est pour cela que vous devez faire ce qui vous fait plaisir à vous, loin de toute contrainte.

Conseil !
Évitez de vous comparer, ce qui compte c'est vous car ce que vous faites c'est pour vous, pas pour le regard des autres.

MES 5 CONSEILS POUR RÉUSSIR VOTRE PRATIQUE SPORTIVE

1. **Ne voyez pas le sport comme une contrainte ou une obligation**
   Si vous vous sentez obligé de faire quelque chose, vous allez le faire, certes, mais à contrecœur, et donc vous ne le ferez pas toujours correctement. Dans la vie de tous les jours, on croule déjà sous les contraintes (« il faut », « on doit »), alors quand il s'agit de son bien-être, il n'en faut pas.

2. **Ne vous fixez pas d'objectifs**

3. **Ne vous comparez pas aux autres**

4. **Soyez bienveillant envers vous-même**

5. **Acceptez de ne pas tout comprendre/réussir du premier coup**

La comparaison, c'est une des choses les plus terribles pour soi-même. C'est bien souvent se placer directement en position d'infériorité. Votre seul point de comparaison, c'est vous avec vous-même.
C'est celui ou celle que vous étiez il y a un jour, une semaine, un mois, un an et que vous êtes aujourd'hui et serez demain, la semaine prochaine et ainsi de suite. On s'est tous déjà comparé et on le fait parfois encore pour la plupart. Et pourtant, la personne que vous êtes est unique : vous êtes un tout, avec votre état d'esprit, votre corps, votre caractère !

COMMENT BIEN PRÉPARER VOTRE SÉANCE EN AMONT

Si c'est important pour vous, alors vous trouverez le temps pour pratiquer. Le manque de temps, c'est un grand classique : dans un quotidien souvent déjà bien chargé, nous avons tendance à nous faire passer en dernier. Pour réussir à caler vos séances de sport, il faut que vous leur accordiez autant d'importance qu'un rendez-vous professionnel. Ça tombe bien, c'en est un, mais avec vous-même. Ce moment-là qui est le vôtre n'est pas une option. Alors, bookez votre agenda avec un créneau de 15 minutes minimum pour commencer puis faites-le évoluer.

Votre matériel

- Tapis
- Bouteille d'eau
- Baskets

Mes recommandations

- Coupez votre téléphone si possible pour faire de ce moment votre moment.
- Planifiez une playlist de folie pour vous ambiancer.
- Échauffez-vous bien avant de démarrer les exercices.

LES BASES DE LA POSTURE

Avant de démarrer la partie pratique et de rentrer dans le détail des exercices, j'aimerais que vous preniez quelques minutes de face et de profil devant une glace pour observer votre posture. L'idée n'est pas de la juger mais plutôt de l'analyser et de l'ajuster.

Voyons donc ensemble les bases très simples que vous pouvez même appliquer dans votre quotidien.

La posture joue un rôle clé dans la pratique sportive car tout découle de celle-ci : si vous n'adoptez pas la bonne, alors vous n'exécuterez pas correctement les exercices.

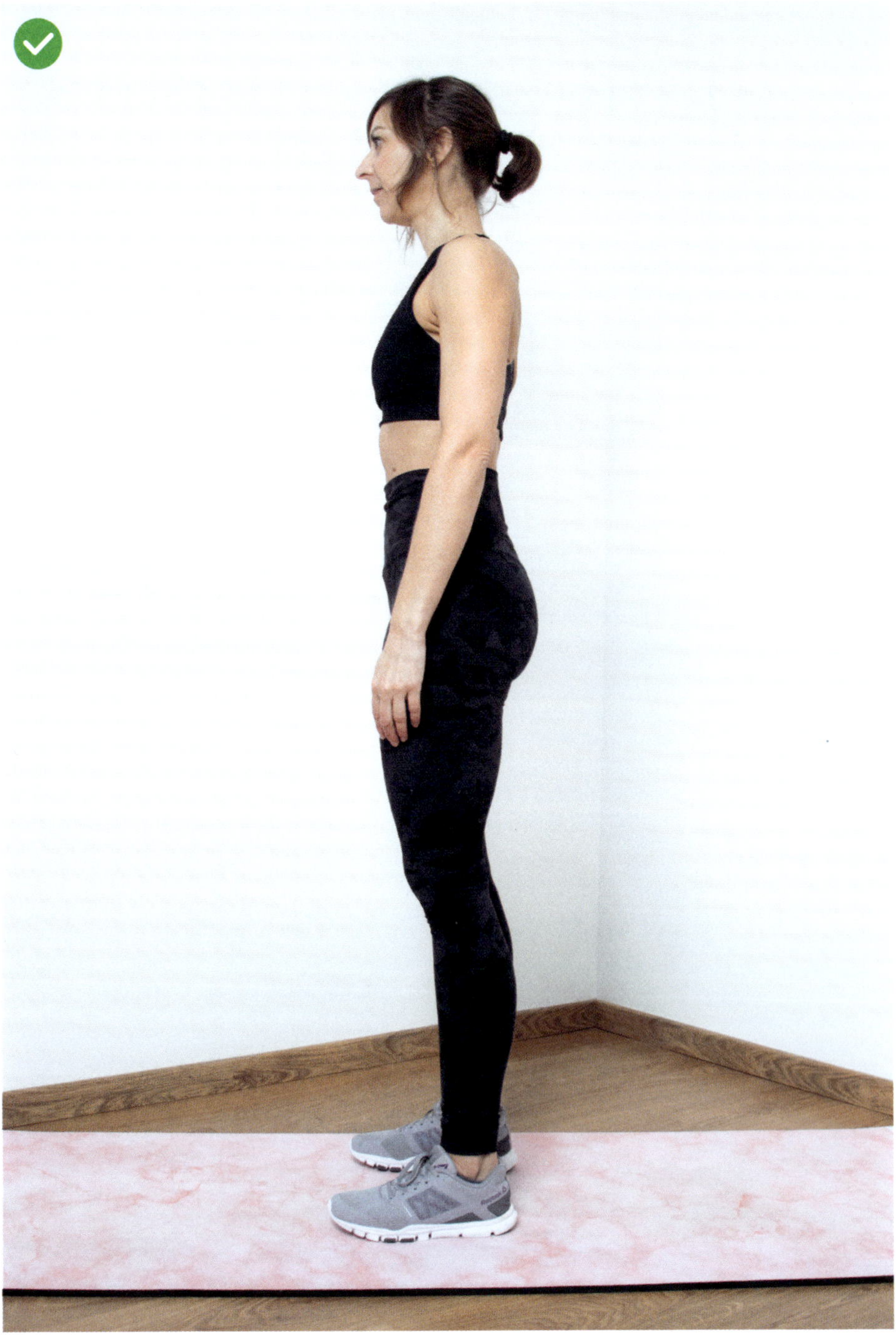

L'AUTO-GRANDISSEMENT

Parce que 90 % des gens passent leur vie professionnelle derrière un ordinateur ou le nez sur leur téléphone, je vous propose de vous grandir.

C'EST À VOUS !

Redressez-vous, les pieds fermement ancrés dans le sol. En conservant le regard devant vous, amenez le sommet du crâne vers le plafond. Inspirez et, à chaque expiration, imaginez que vous gagnez quelques centimètres supplémentaires. Veillez à ne pas basculer votre bassin et cherchez la longueur de votre corps.

Image !
Visualisez-vous comme une marionnette dont le marionnettiste tire les ficelles vers le haut.

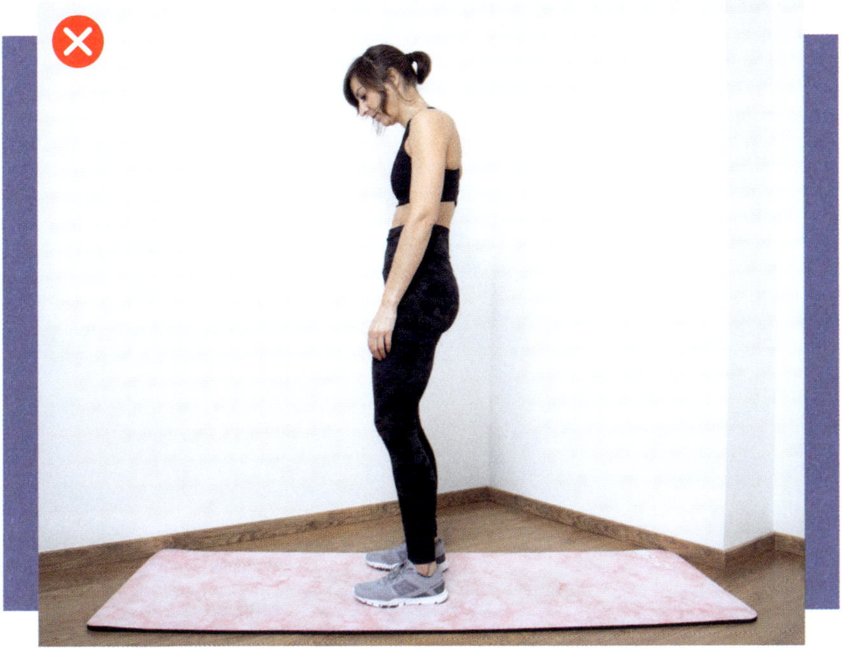

LE CENTRE

Si vous pratiquez le Pilates, vous avez déjà conscience du centre. Dans le cas contraire, ne vous inquiétez pas, ces quelques lignes vont vous éclairer. Nous parlons de centre pour parler des abdominaux profonds et plus particulièrement du transerse. Le transverse, voyez-vous, c'est un peu comme une gaine naturelle autour de votre taille et c'est lui que vous travaillez quand vous faites du gainage entre autres. Dans la vie de tous les jours et avec l'inactivité au quotidien, il se relâche, ce qui peut entrainer des maux de dos par exemple.

C'EST À VOUS !

Placez une main sur le ventre.
À l'inspiration, essayez d'ouvrir vos côtes sans trop gonfler le ventre sur le côté puis, à l'expiration, rentrez-le sans pour autant arrondir le dos. Vous activez ainsi votre transverse.

N.B. Si vous avez envie de mieux travailler vos abdominaux de façon sécuritaire et efficace, je vous recommande *Pilates Super Simple*[1].

Image !
Imaginez que vous devez resserrer votre ceinture au dernier cran.

[1] Séverine Augoyat, *Pilates Super Simple*, éditions Mango, 2021.

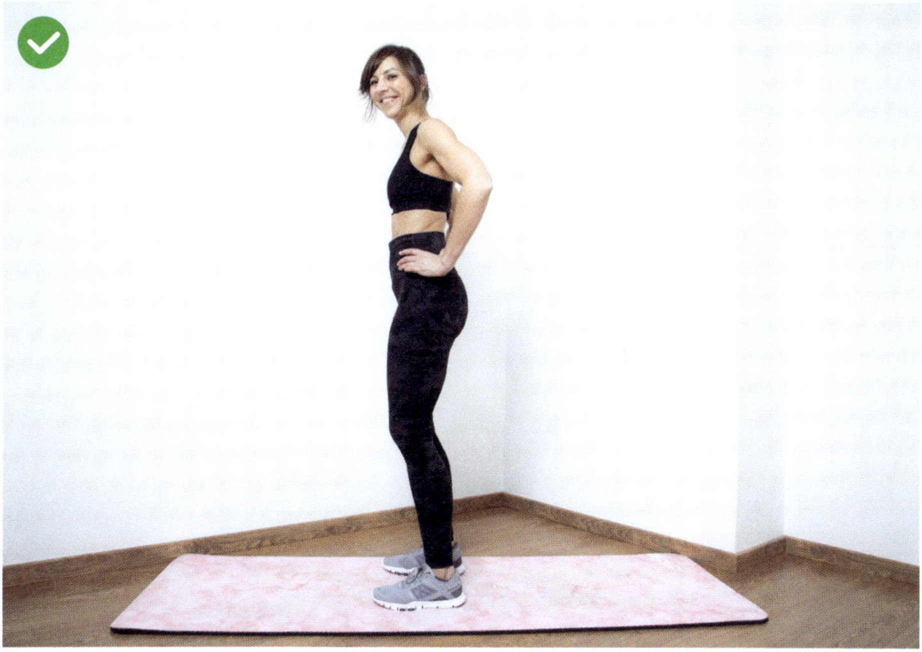

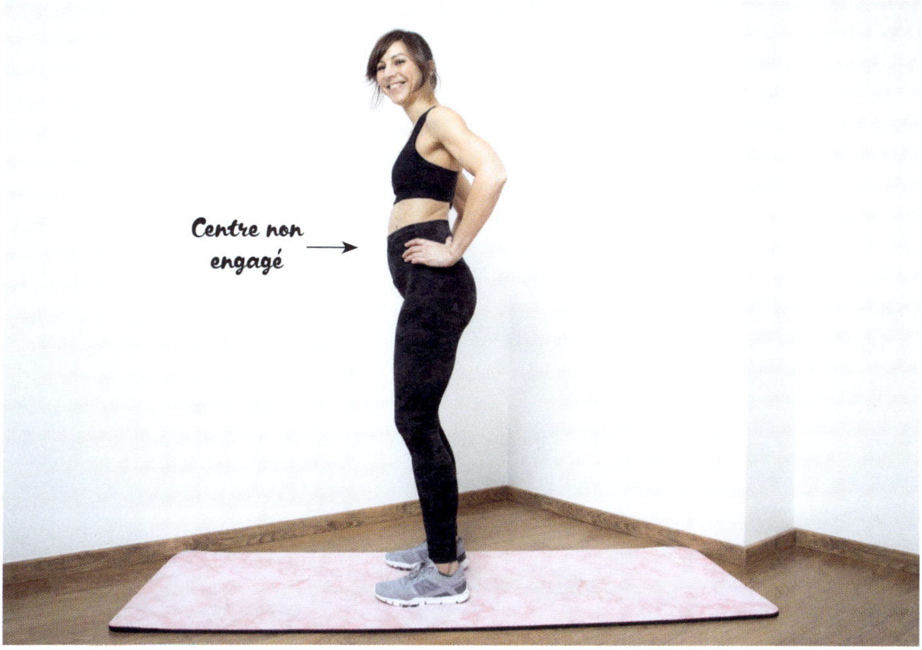
Centre non
engagé

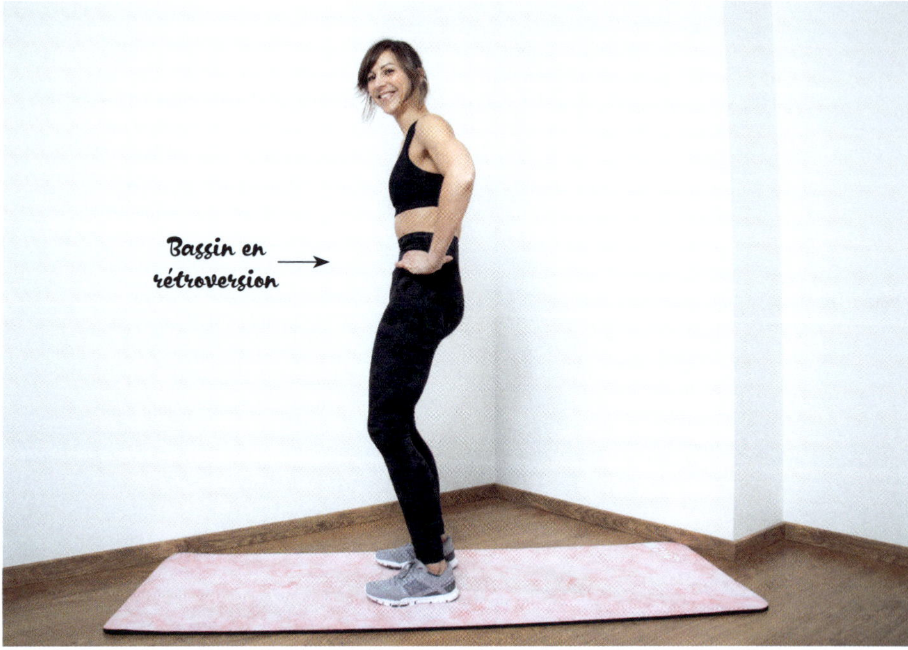
Bassin en
rétroversion

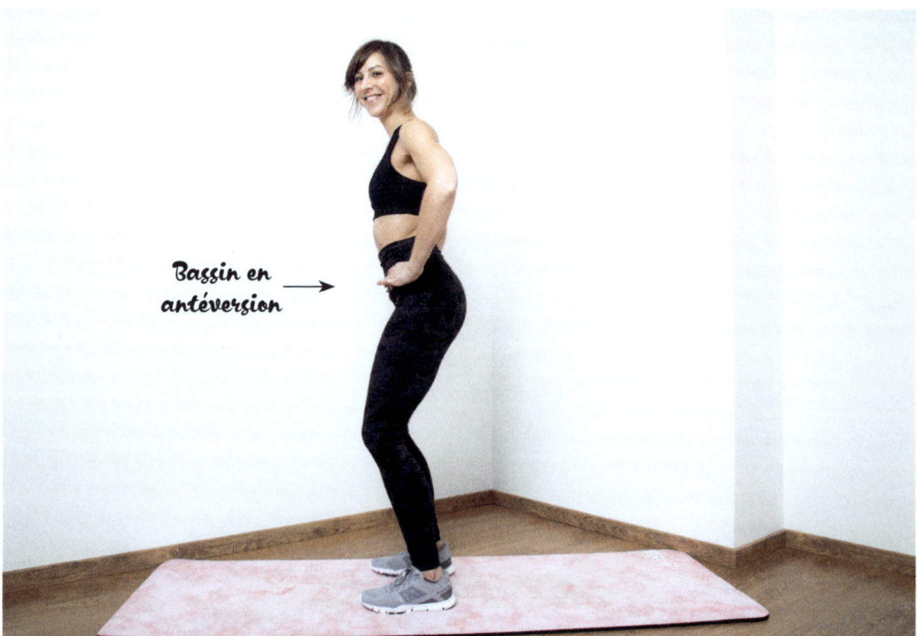
Bassin en
antéversion

LE BASSIN NEUTRE

Le bassin neutre est propre à chacun. Il s'agit donc de trouver le juste milieu entre rétroversion et antéversion : votre bassin neutre à vous, dénué de toutes tensions. C'est une notion qui peut être compliquée si on ne vous l'a pas expliquée.

Astuce

Allongé sur le dos, les jambes pliées, les pieds au sol, inspirez et engagez votre centre en soufflant sans pour autant accentuer le plaquage de votre dos au sol.

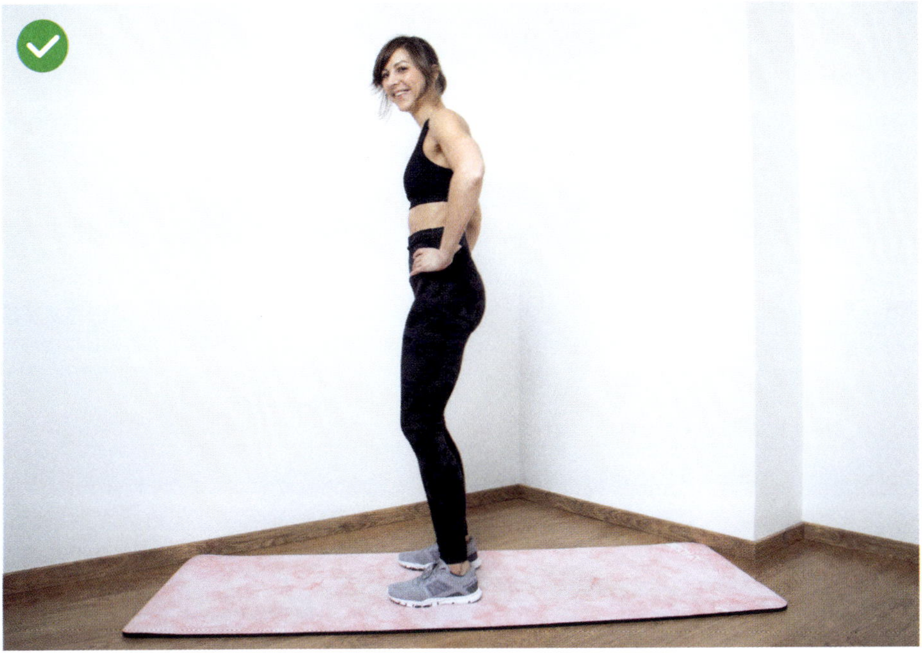

LE RÉPERTOIRE D'EXERCICES

Chaque exercice est dans un premier temps expliqué dans son niveau de base, à savoir le débutant. Vous avez ensuite la possibilité de faire évoluer vers le niveau intermédiaire, puis parfois le confirmé. L'idée est que vous puissiez de vous-même ajuster selon votre niveau et votre énergie. Il est même vivement conseillé de ne pas hésiter à le faire si vous pensez mal exécuter un mouvement. N'oubliez pas, ce n'est que du sport, il n'y a là aucun challenge, juste une envie de démarrer doucement et sécuritairement une activité sportive et ainsi de prendre soin de vous.

Pour cela, chaque mouvement est expliqué de la façon suivante :

- Position de départ
- À faire : correspond au niveau débutant
- Niveaux intermédiaire et confirmé (s'il y a)
- À ne pas faire
- Le petit plus

Gardez en tête l'idée de savoir ce que vous travaillez, et donc comment vous le travaillez. De mon côté, je me suis efforcée d'expliquer le plus simplement possible chaque mouvement de façon sécuritaire. Privilégiez toujours le contrôle du mouvement.

Pompe

POSITION DE DÉPART

En appui sur les mains, la sangle abdominale engagée, les mains/coudes/épaules alignés, les genoux au sol.

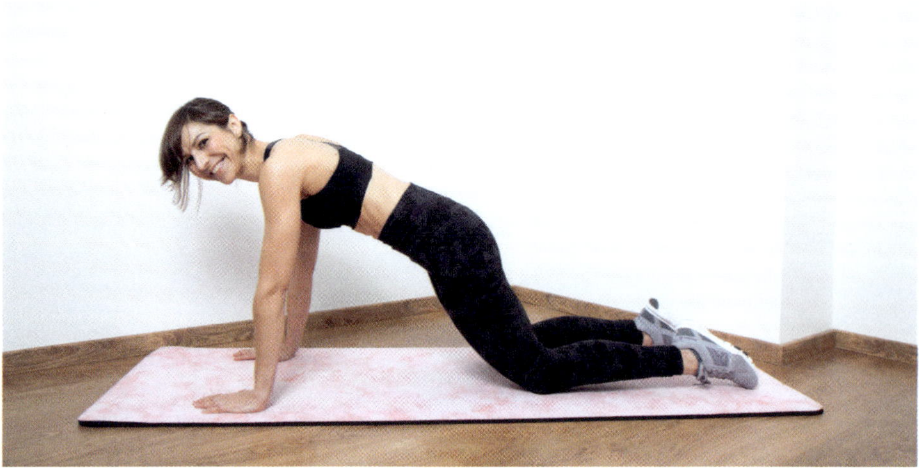

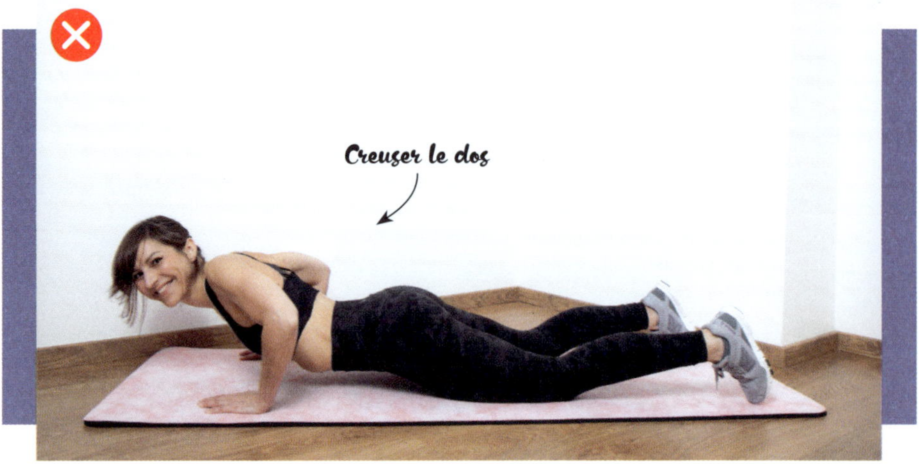

ET… ACTION !

Débutant : inspirez et expirez, pliez les coudes et avancez le poids du corps vers l'avant et le sol, puis remontez.

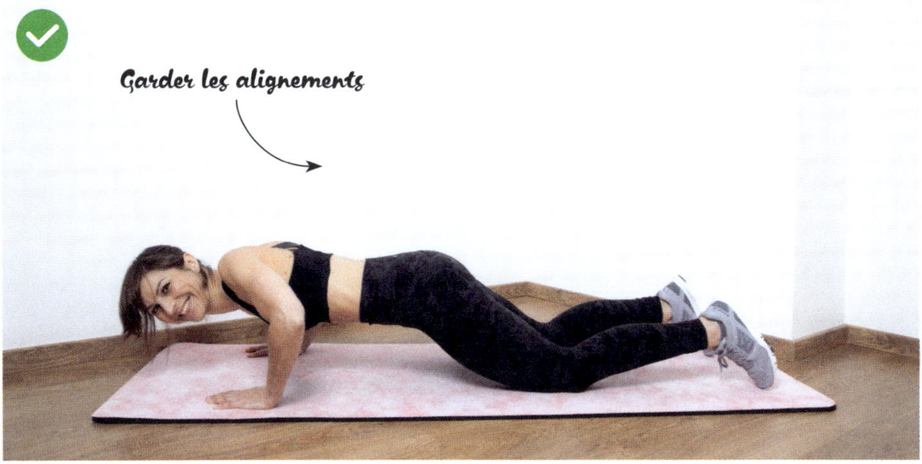

NIVEAUX

Intermédiaire :
genoux au sol, mais tendez une jambe en effectuant la pompe (alternez la jambe qui décolle du sol).

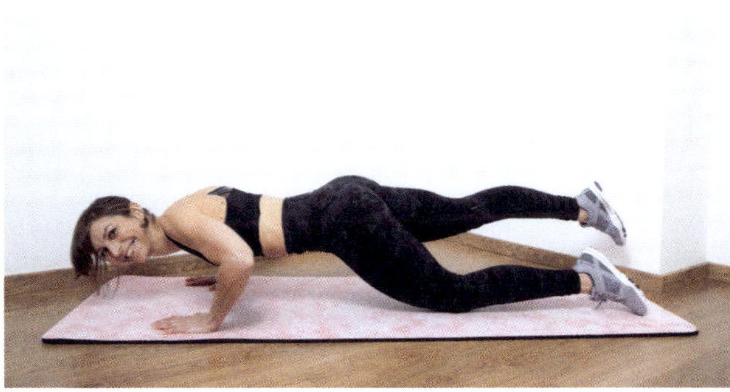

Confirmé :
genoux décollés.

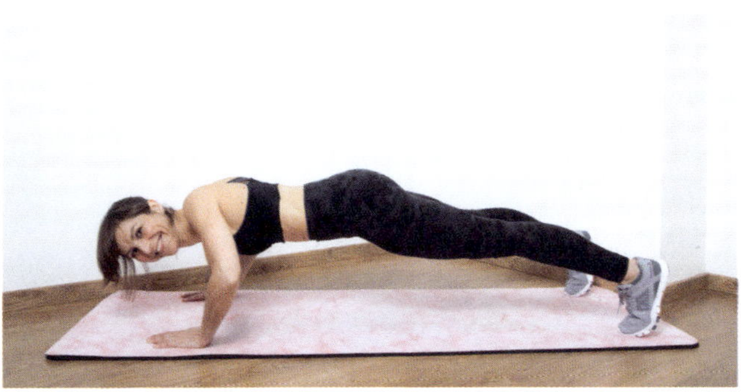

Le petit plus

Cherchez à allonger le corps lors de l'exécution de la pompe.

Pompe triceps

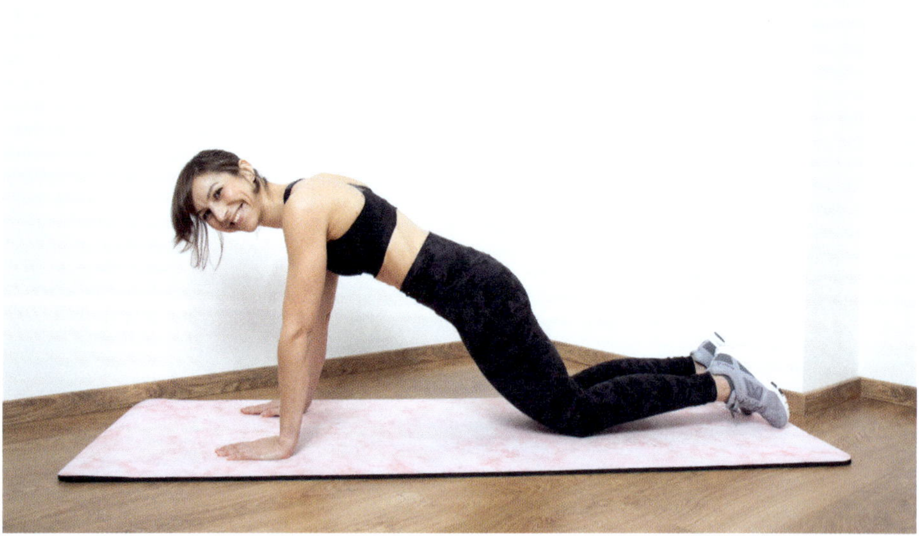

POSITION DE DÉPART

En appui sur les mains, la sangle abdominale engagée, les mains/coudes/épaules alignés, les genoux au sol.

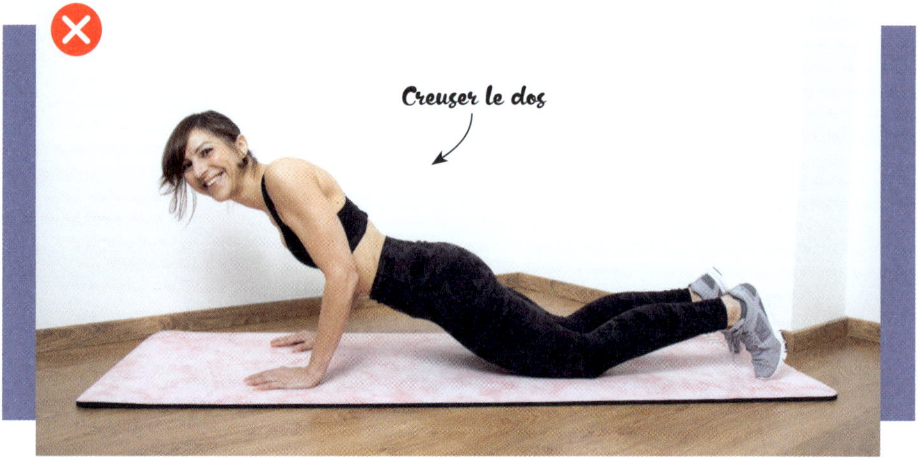

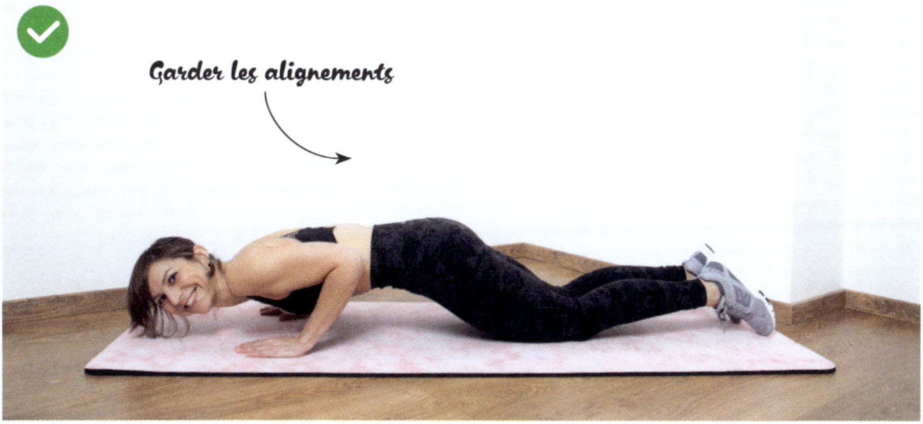

ET... ACTION !

Débutant : inspirez, expirez et pliez les coudes vers l'arrière en les conservant les plus proches du buste et remontez. Cherchez dans un premier temps à vous familiariser avec le mouvement avant de descendre très bas.

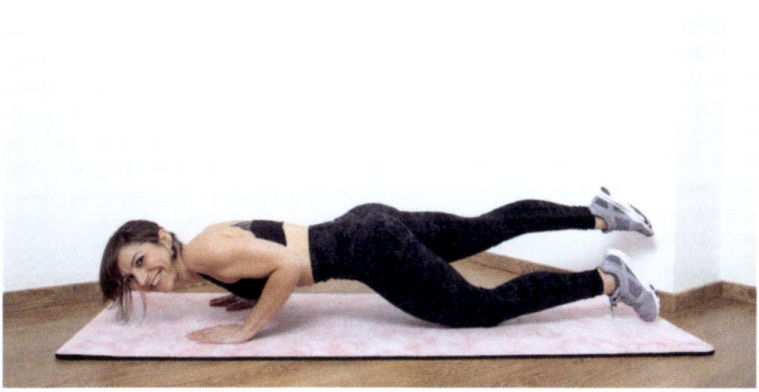

NIVEAUX

Intermédiaire : genoux au sol, mais tendez une jambe en effectuant la pompe (alternez la jambe qui décolle du sol).
Confirmé : genoux décollés.

Le petit plus

Imaginez que vos coudes sont collés à votre buste.

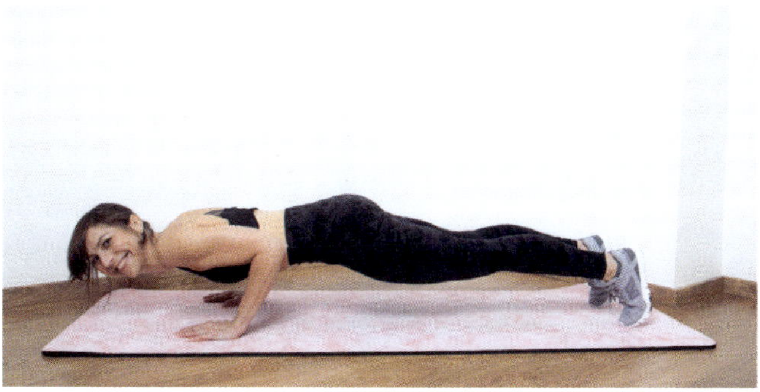

Pompe diamant

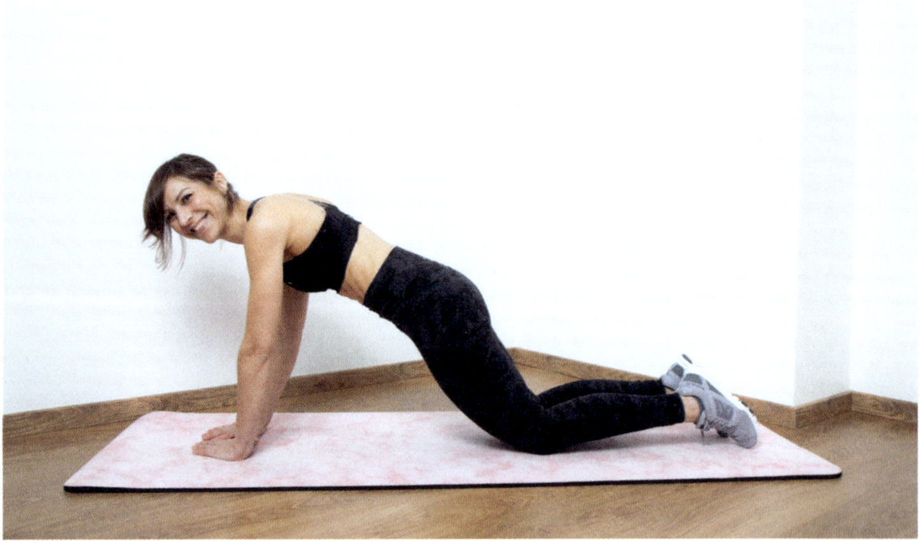

POSITION DE DÉPART

En appui sur les mains, la sangle abdominale engagée, les genoux au sol. Les mains sous votre poitrine se touchent au niveau des index et des pouces.

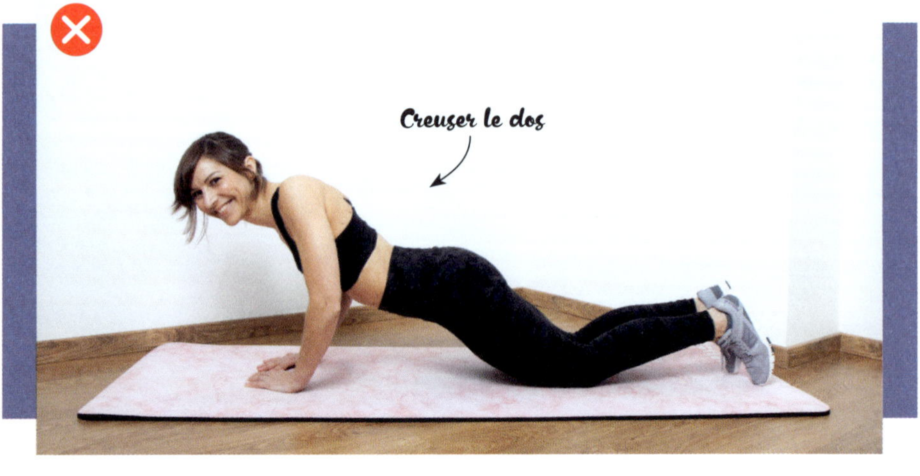

ET... ACTION !

Débutant : inspirez, expirez et pliez les coudes en les conservant les plus proches du buste puis remontez.

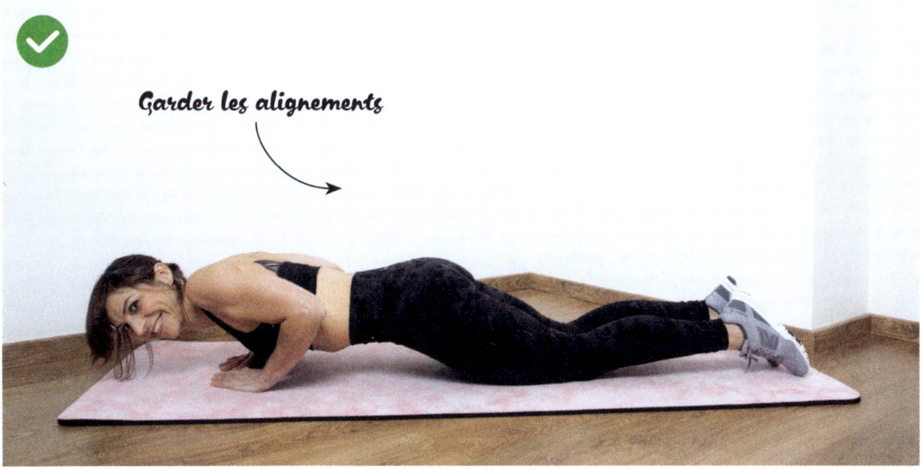

Le petit plus

Imaginez que vos coudes sont collés à votre buste.

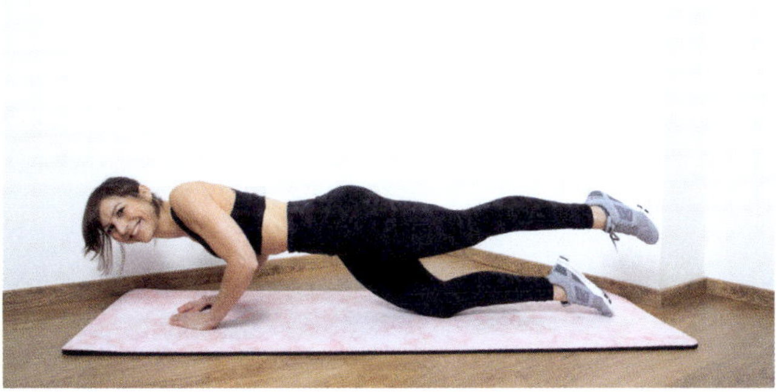

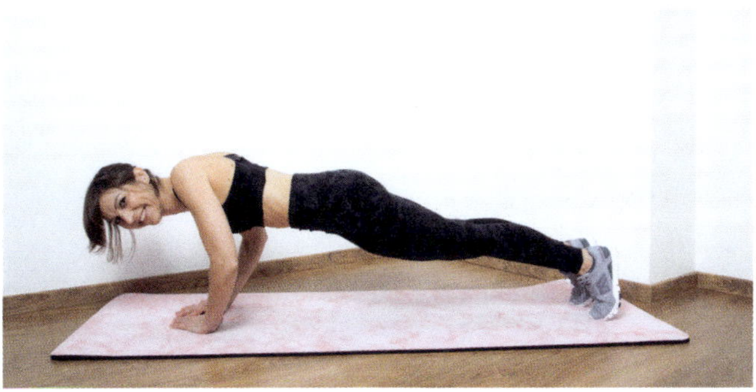

NIVEAUX

Intermédiaire : genoux au sol, mais tendez une jambe en effectuant la pompe (alternez la jambe qui décolle du sol).

Confirmé : genoux décollés.

Pompe large

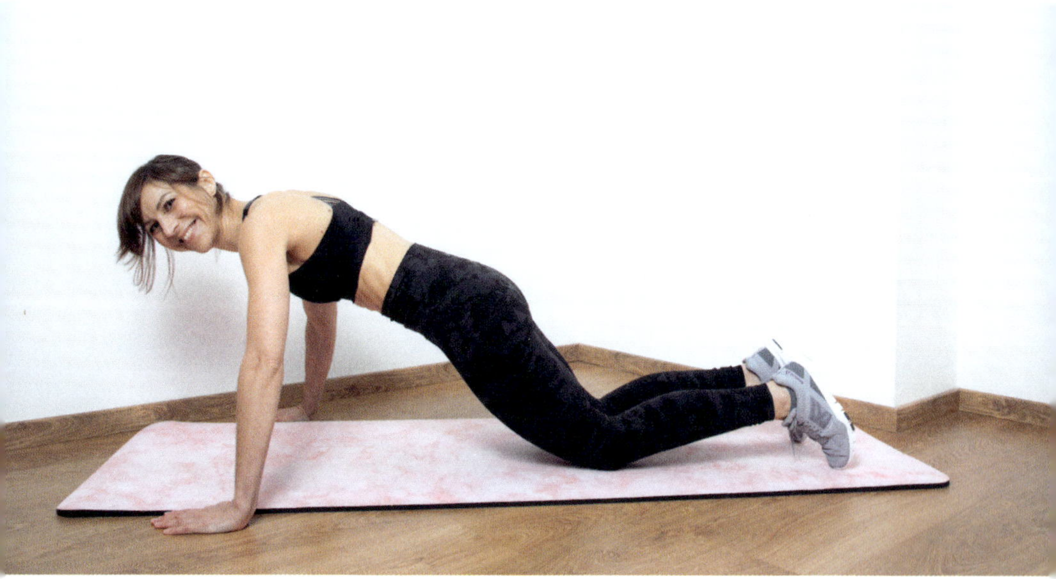

POSITION DE DÉPART

En appui sur les mains, la sangle abdominale engagée. Les mains sont à l'extérieur du tapis.

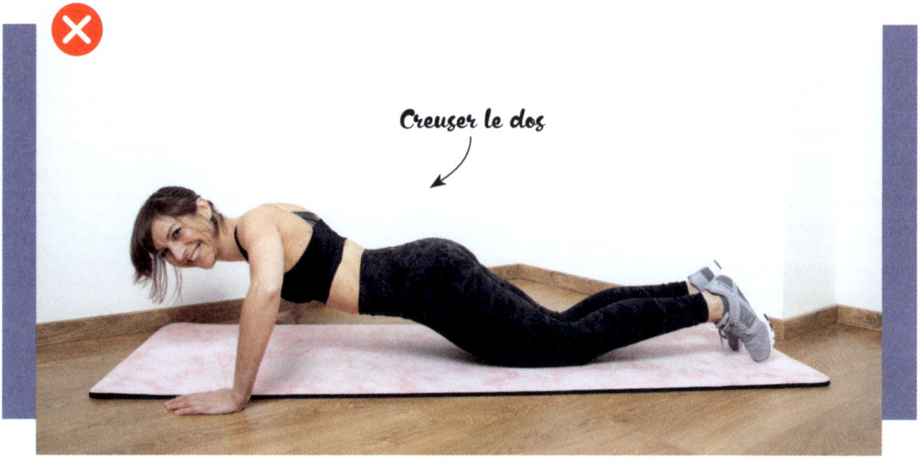

ET… ACTION !

Débutant : inspirez et expirez, pliez les coudes et avancez le poids du corps vers l'avant puis remontez.

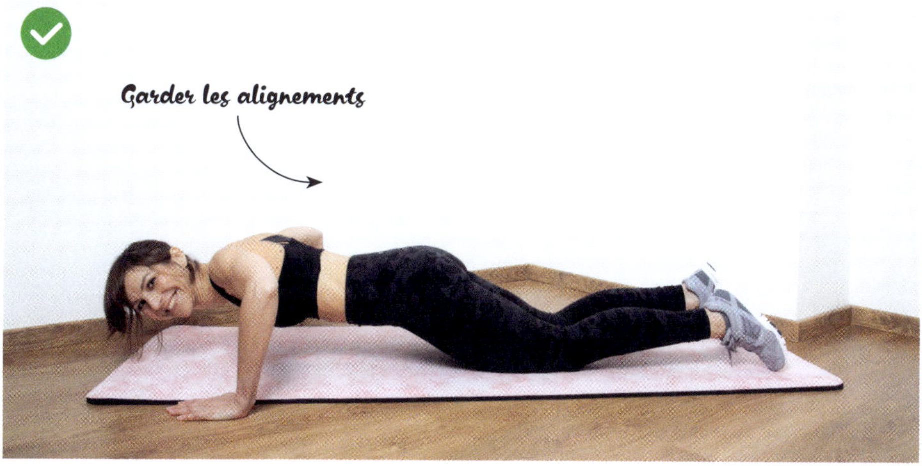

NIVEAUX

Intermédiaire : genoux au sol, mais tendez une jambe en effectuant la pompe (alternez la jambe qui décolle du sol).

Confirmé : genoux décollés.

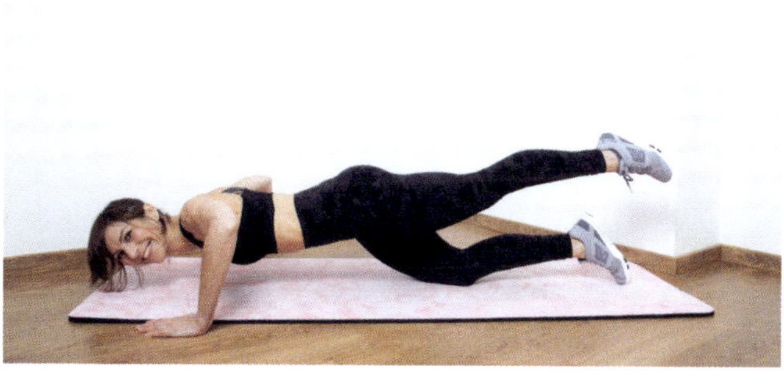

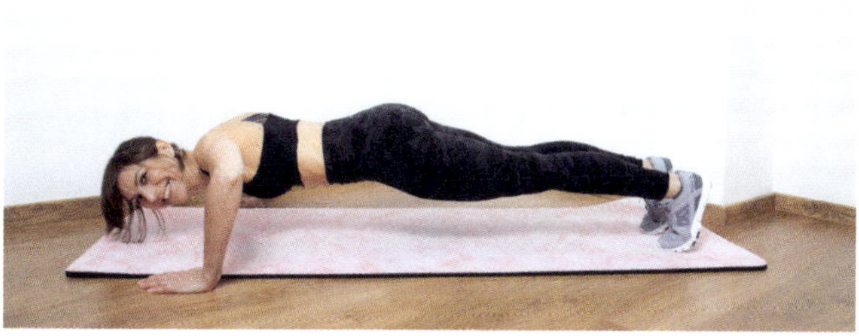

Le petit plus

Cherchez à allonger le corps lors de l'exécution de la pompe.

Planche frontale
souvent appelée « Gainage »

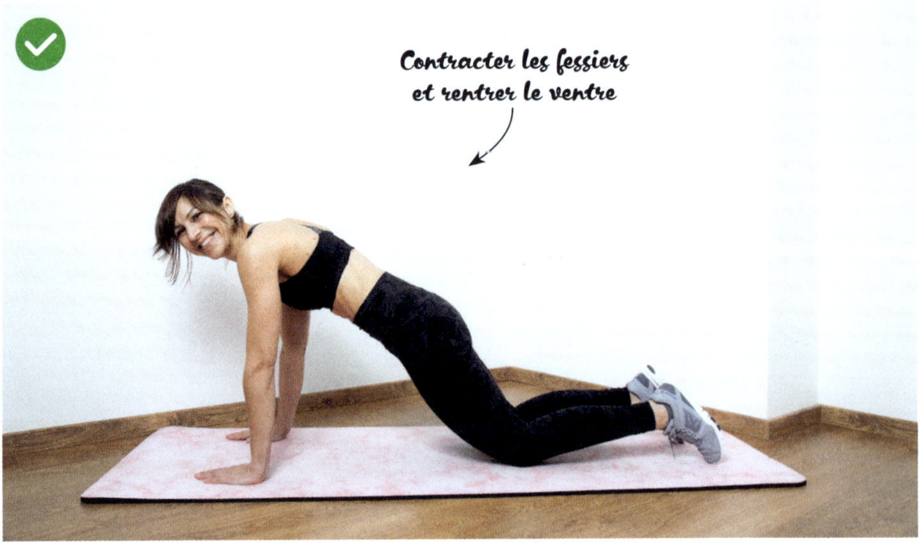
Contracter les fessiers
et rentrer le ventre

POSITION DE DÉPART

En appui sur les mains ou sur les avant-bras, à l'aplomb des épaules ; les genoux au sol.

ET... ACTION !

Débutant : inspirez et expirez, rentrez le ventre en gardant le dos neutre. Alignez tête/épaule/colonne/bassin.

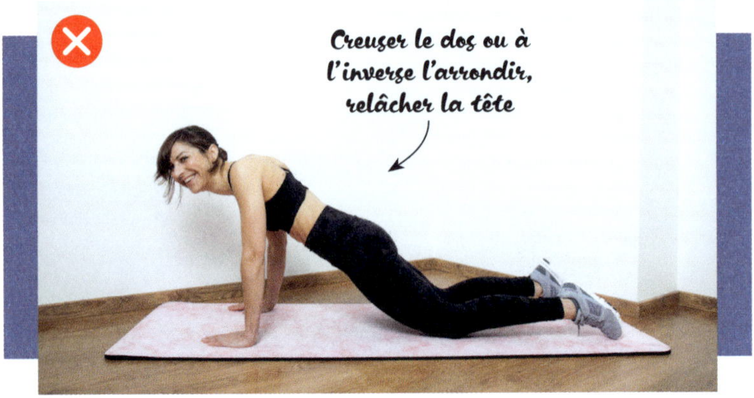
Creuser le dos ou à
l'inverse l'arrondir,
relâcher la tête

NIVEAUX

Intermédiaire : même position de départ qu'en débutant, mais décollez un bras devant vous sans que le bassin ne bouge puis reposez celui-ci et tendez l'autre bras. Gardez les hanches fixes et le dos droit.
Confirmé : en appui sur les mains ou les avant-bras, genoux décollés du sol.

Le petit plus

La sensation doit venir du bas du ventre. La respiration est primordiale.

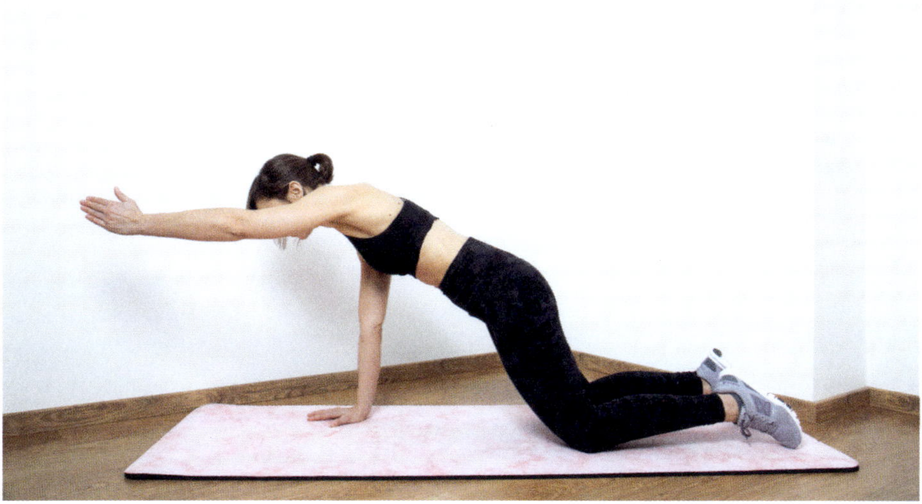

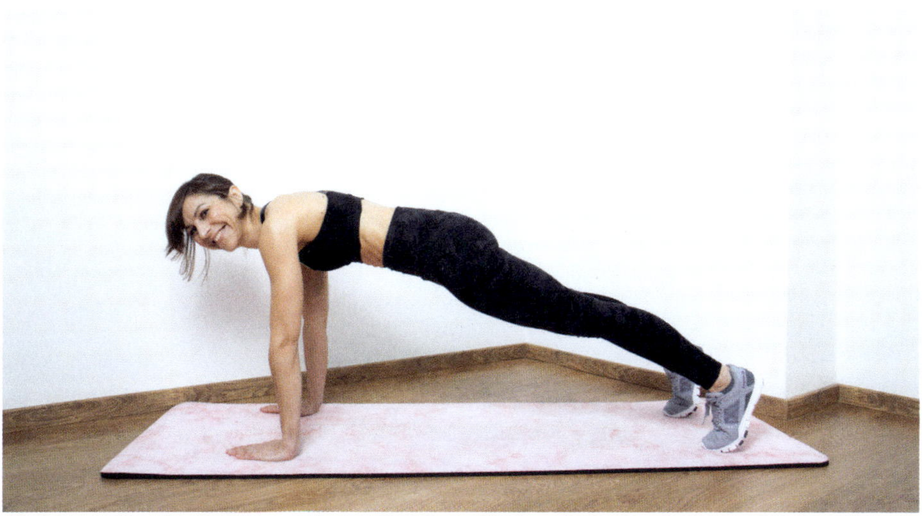

Planche costale

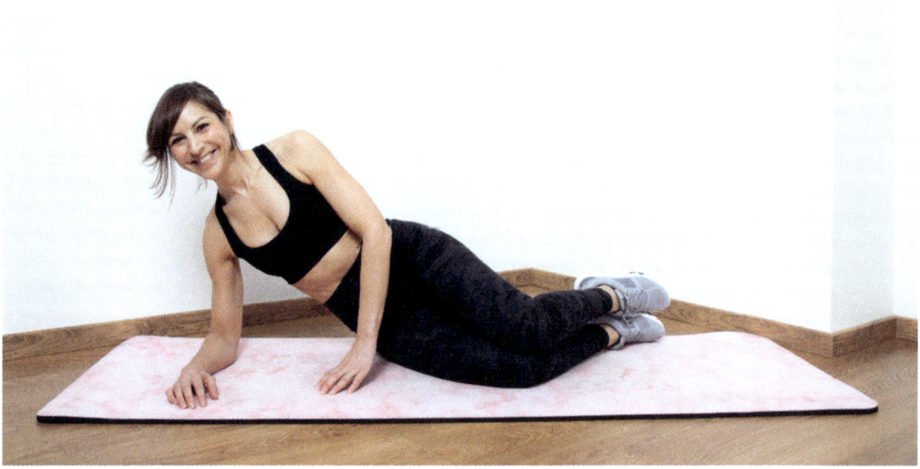

POSITION DE DÉPART

Assis sur le côté, les jambes pliées et serrées, les talons alignés avec les hanches ; le coude au sol à l'aplomb de l'épaule. La main du dessus est posée devant soi dans un premier temps, puis le long du corps.

Le petit plus

Ne cherchez pas à repousser le sol avec votre avant-bras mais plus à monter par vos obliques.

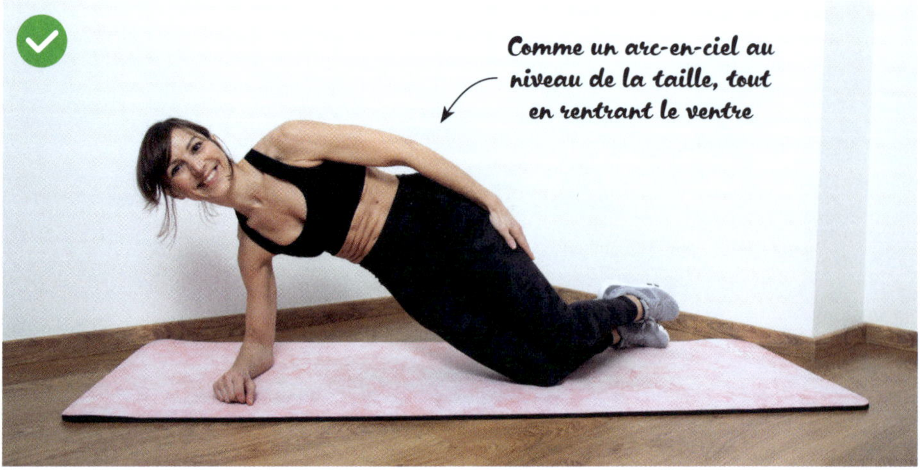
Comme un arc-en-ciel au niveau de la taille, tout en rentrant le ventre

ET… ACTION !

Débutant : inspirez et expirez en décollant les hanches du sol.

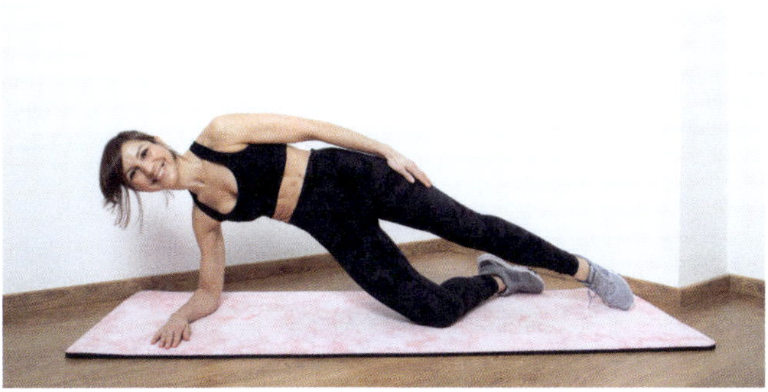

NIVEAUX

Intermédiaire : même position et exécution qu'en débutant, mais avec la jambe du dessus tendue dès le début.

Confirmé : le mouvement reste le même mais les jambes sont tendues.

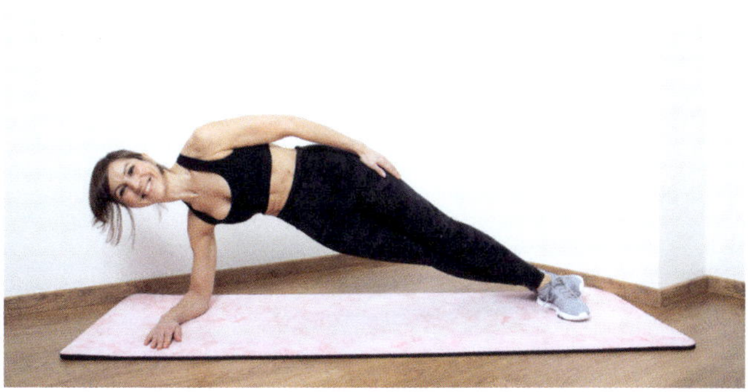

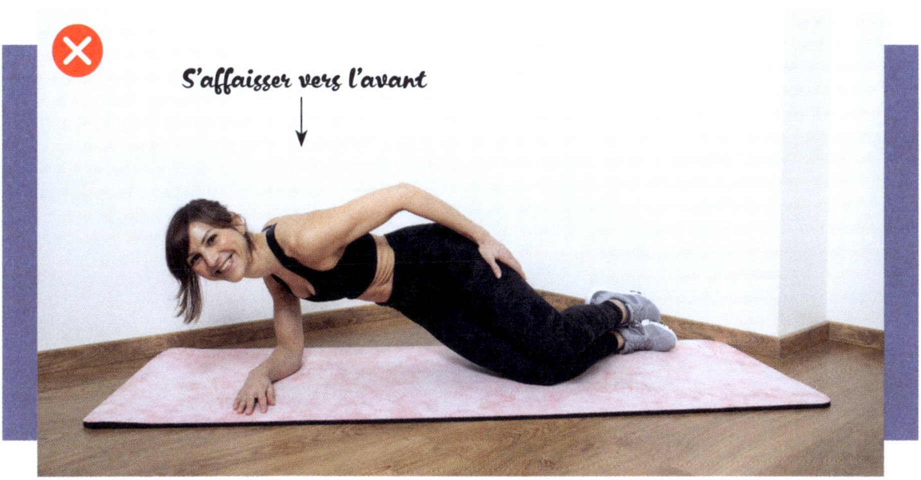

Le grimpeur

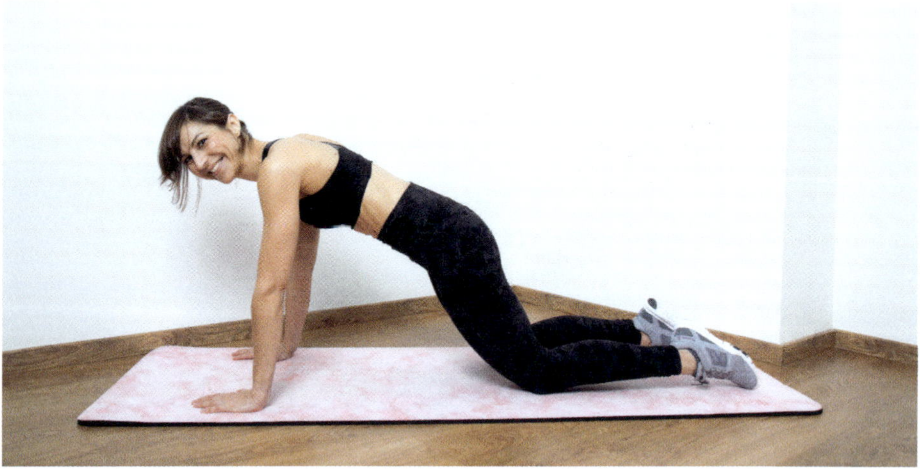

POSITION DE DÉPART

Position de gainage sur les mains, les genoux au sol. Le centre est engagé.

ET… ACTION !

Débutant : inspirez, expirez et ramenez le genou gauche au niveau de la poitrine en conservant le genou droit au sol, puis revenez en position de départ et changez de genou.

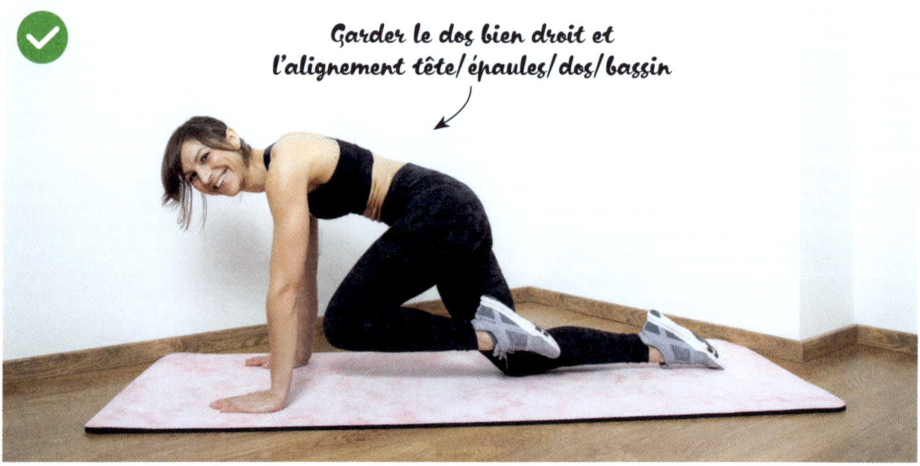
Garder le dos bien droit et
l'alignement tête/épaules/dos/bassin

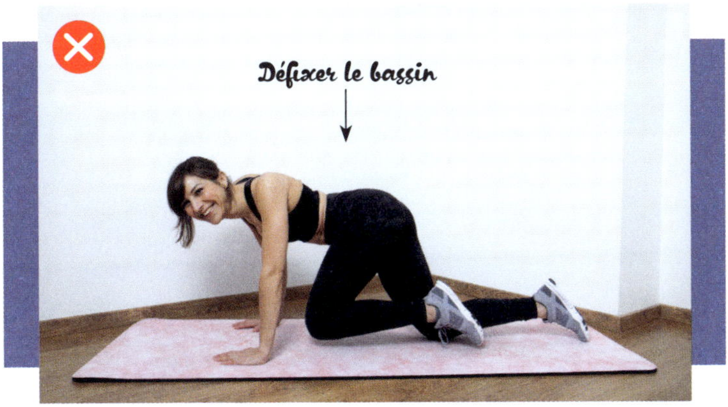

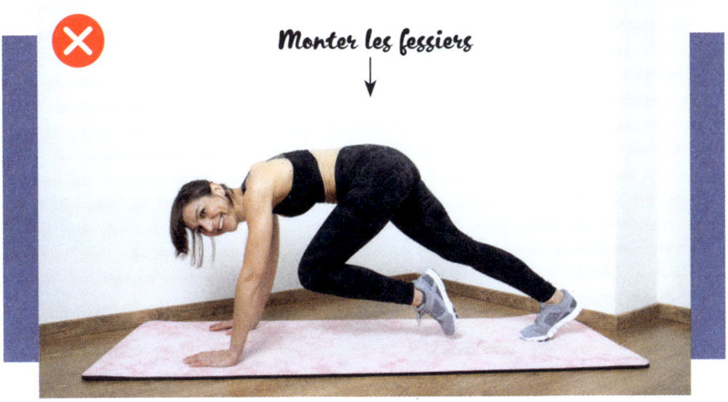

Le petit plus

Expirez quand vous ramenez le genou au sternum pour bien engager le centre.

NIVEAUX

Intermédiaire : le mouvement est le même, mais les genoux sont décollés du sol dès le départ.

Confirmé : accélérez le mouvement.

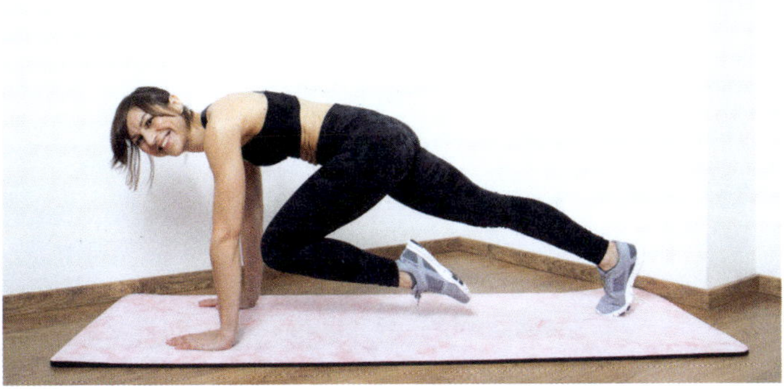

Le grimpeur croisé

POSITION DE DÉPART

Position de gainage sur les mains, les genoux au sol. Le centre est engagé.

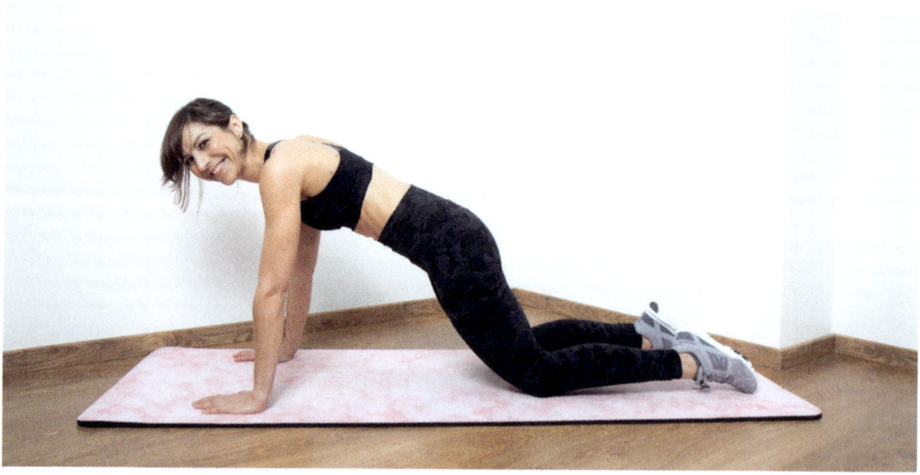

ET... ACTION !

Débutant : inspirez, expirez et ramenez le genou gauche vers le coude opposé puis revenez en position de départ et changez de côté.

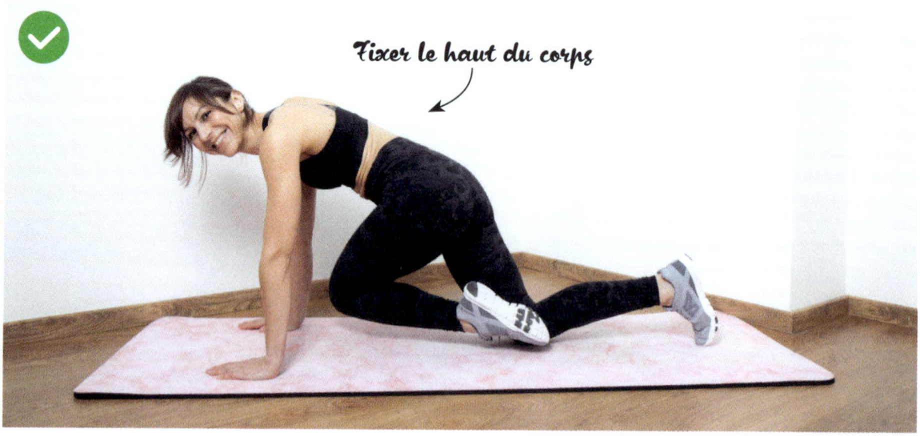

Le petit plus

Expirez quand vous ramenez le genou.

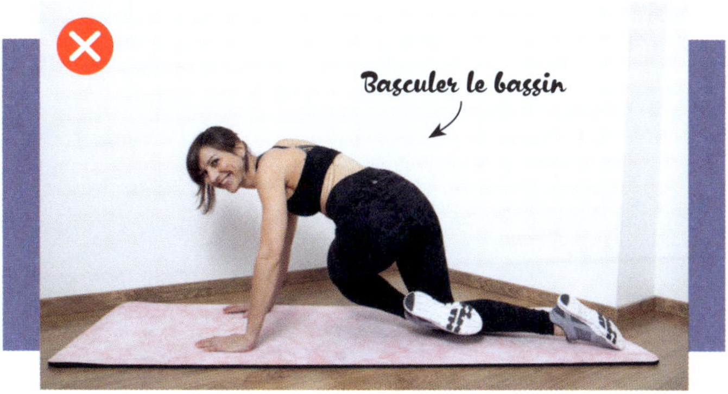

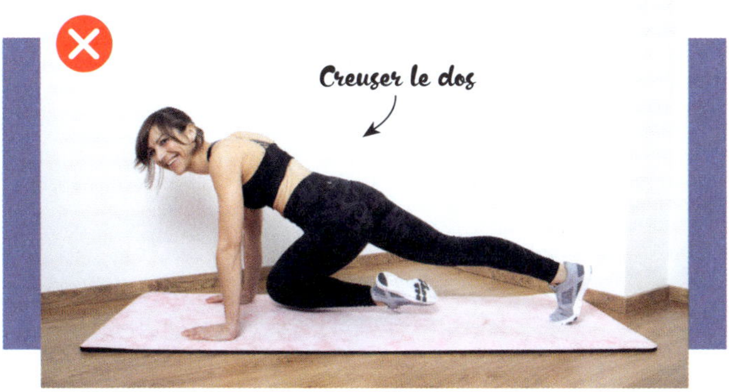

NIVEAUX

Intermédiaire : même chose, mais les genoux sont décollés du sol dès le départ.
Confirmé : accélérez le mouvement.

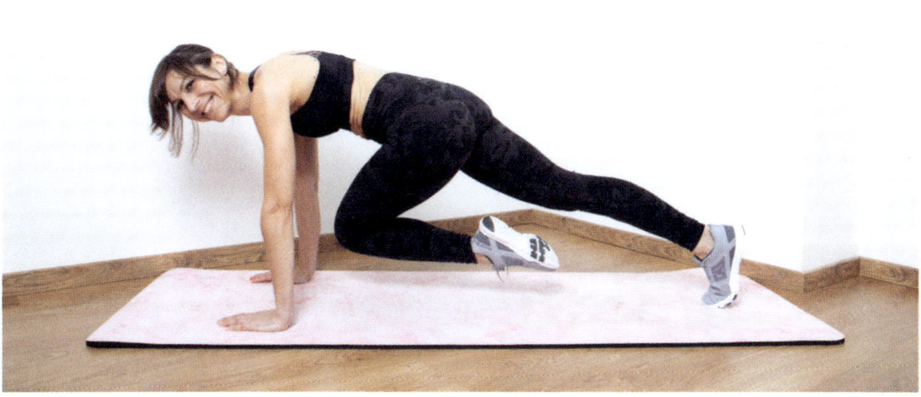

Le grimpeur extérieur

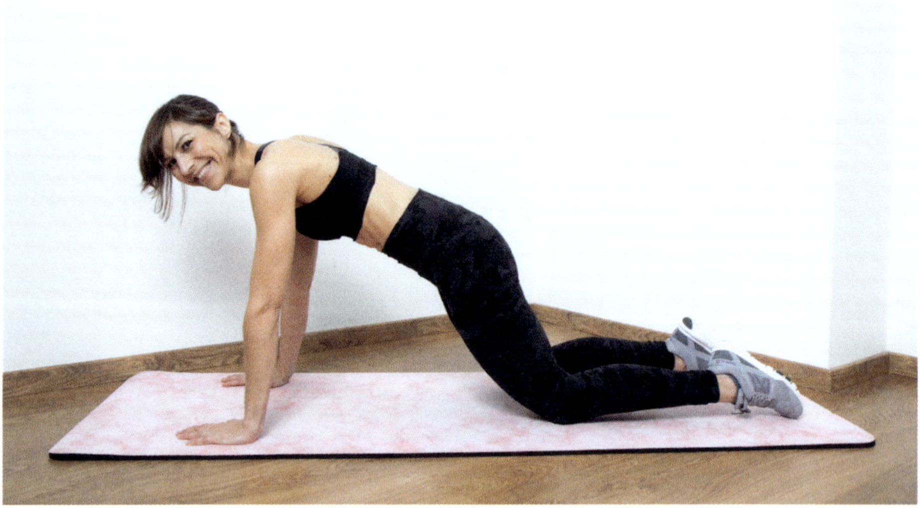

POSITION DE DÉPART

Position de gainage sur les mains, genoux au sol. Le centre est engagé.

Le petit plus

Expirez quand vous ramenez le genou au sternum pour bien engager le centre.

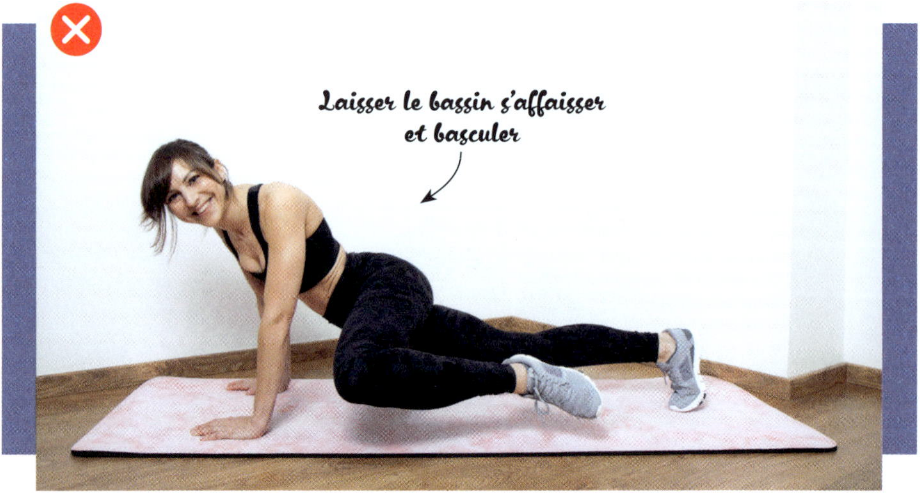

ET… ACTION !

Débutant : inspirez, expirez et ramenez le genou gauche à l'extérieur du coude gauche puis revenez en position de départ et changez de côté.

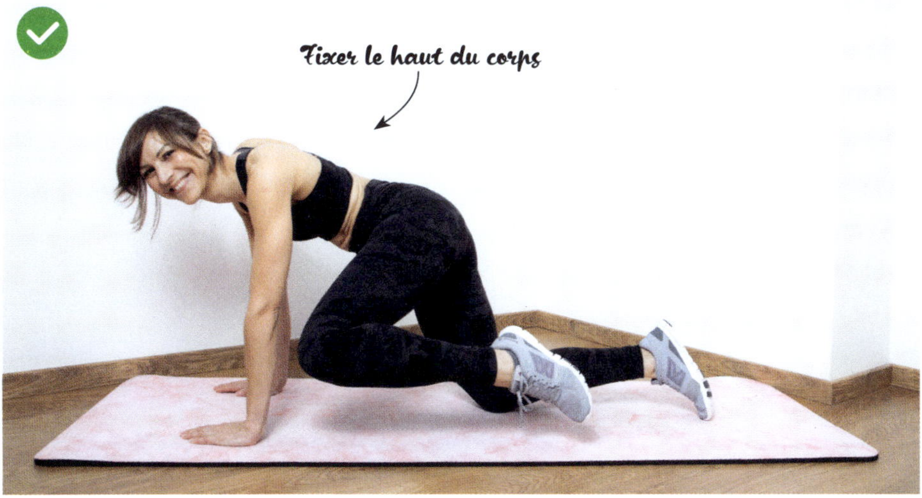

NIVEAUX

Intermédiaire : même chose, mais les genoux sont décollés du sol dès le départ.
Confirmé : accélérez le mouvement.

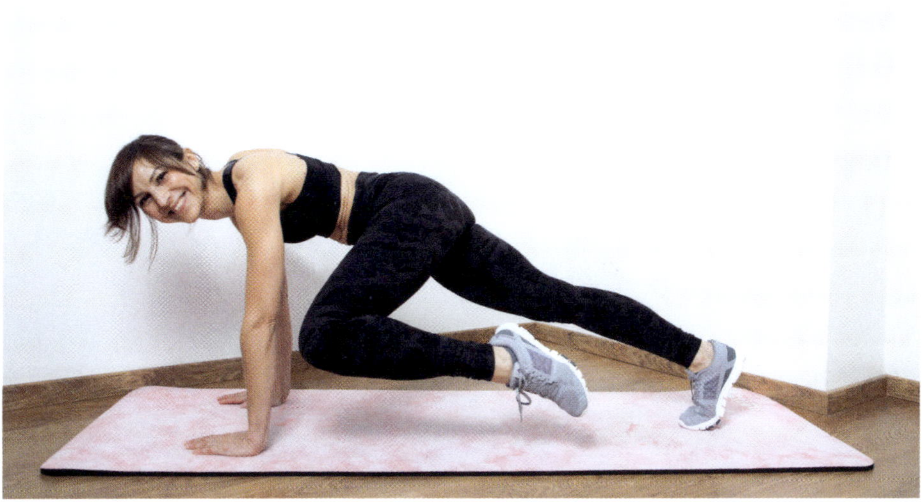

Criss cross

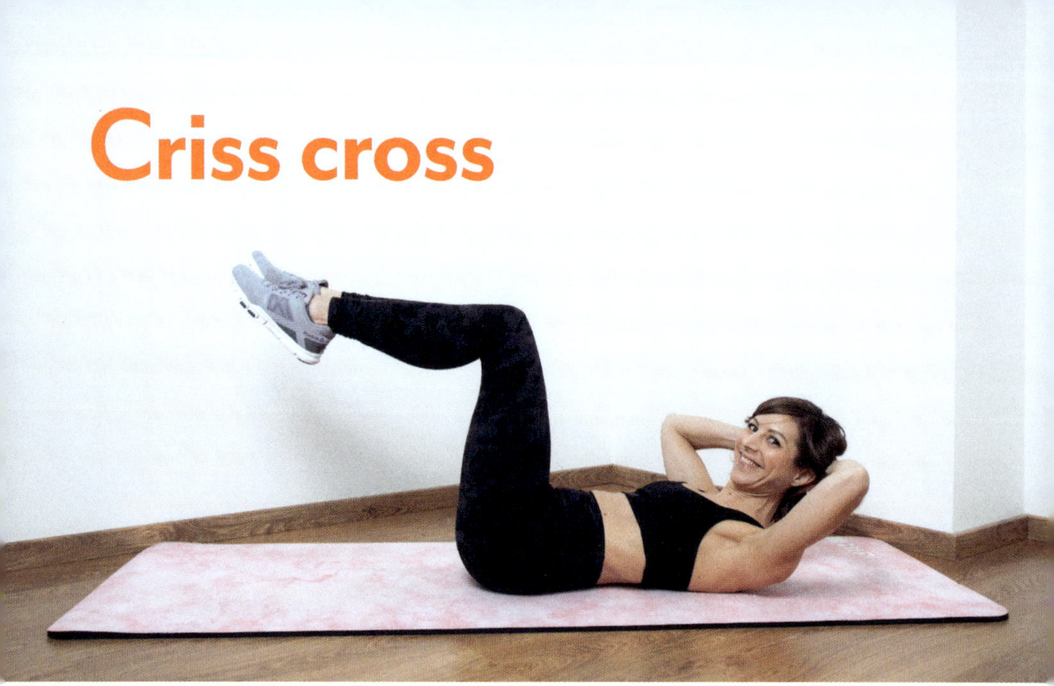

POSITION DE DÉPART

Allongé sur le dos, les jambes en chaise inversée et les mains derrière la tête décollée du sol.

ET... ACTION !

Débutant : inspirez, expirez et tournez le buste du côté gauche en amenant la pointe de pied droit vers le sol puis revenez en position de départ afin de faire la même chose de l'autre côté.

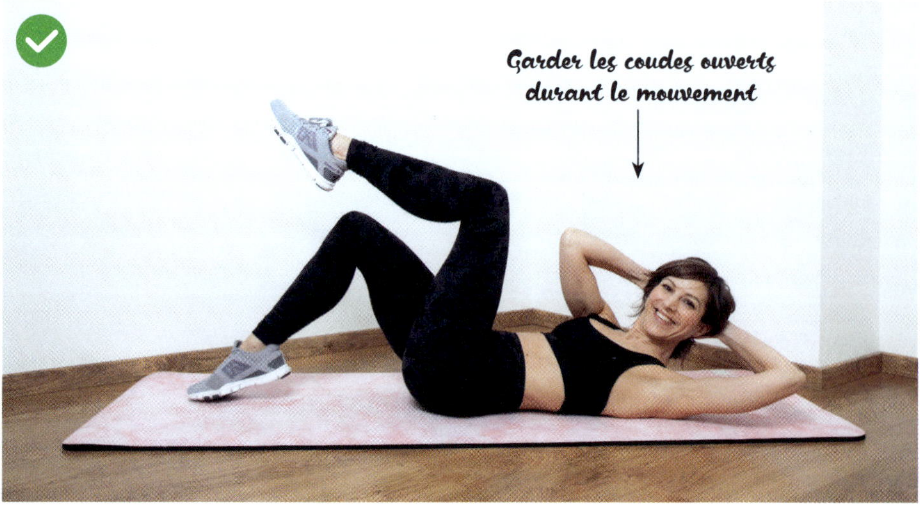

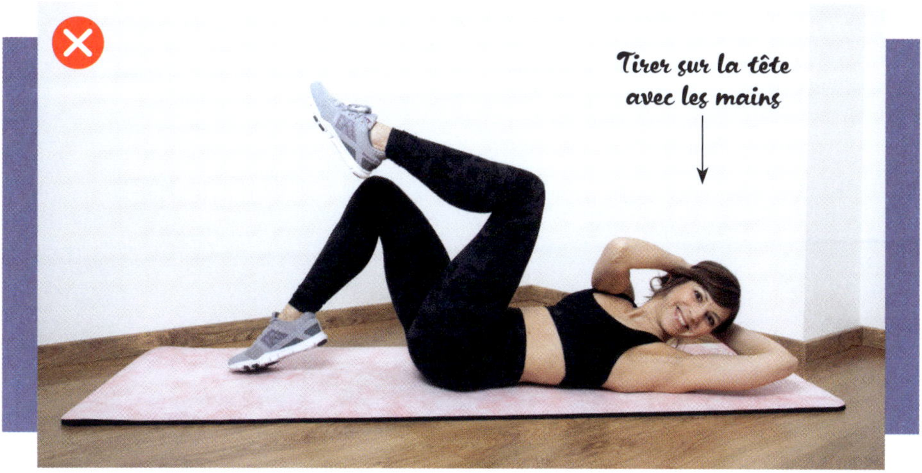

NIVEAUX

Intermédiaire : même exécution, mais tendez la jambe opposée à la rotation vers le plafond.
Confirmé : même exécution, mais la jambe opposée à la rotation se tend plus ou moins dans la diagonale.

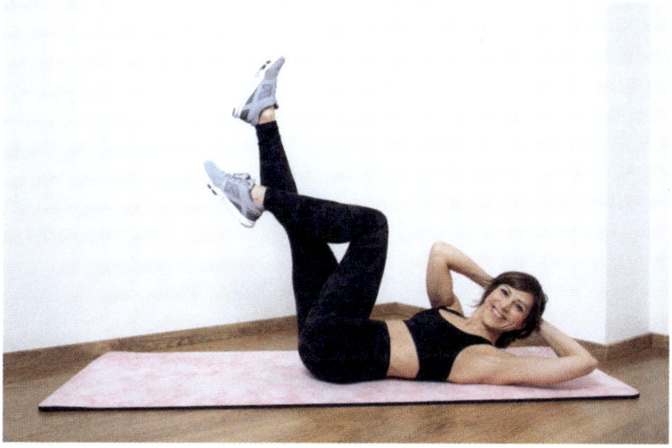

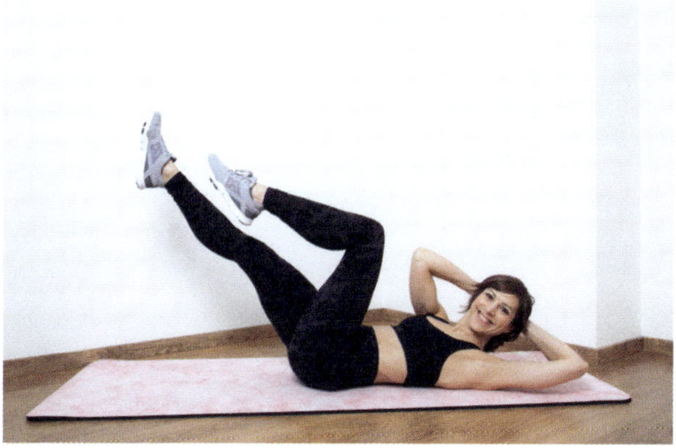

Le petit plus

Cherchez la force au niveau des obliques situés vers le côté de la taille. C'est la tête qui pousse dans les mains et non l'inverse.

Plank jack

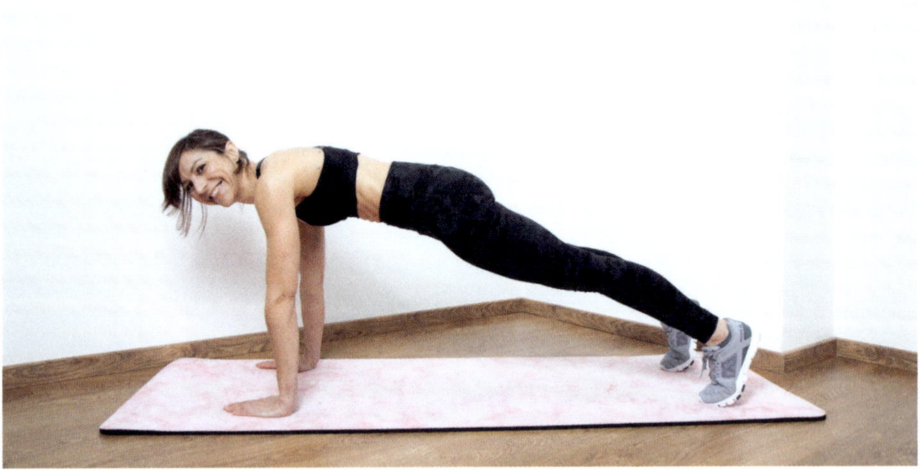

POSITION DE DÉPART

En appui sur les mains à l'aplomb des épaules, les jambes tendues, les genoux décollés du sol.

ET... ACTION !

Débutant : inspirez, expirez et ouvrez le pied droit sur le côté puis revenez en position de départ et changez de pied.

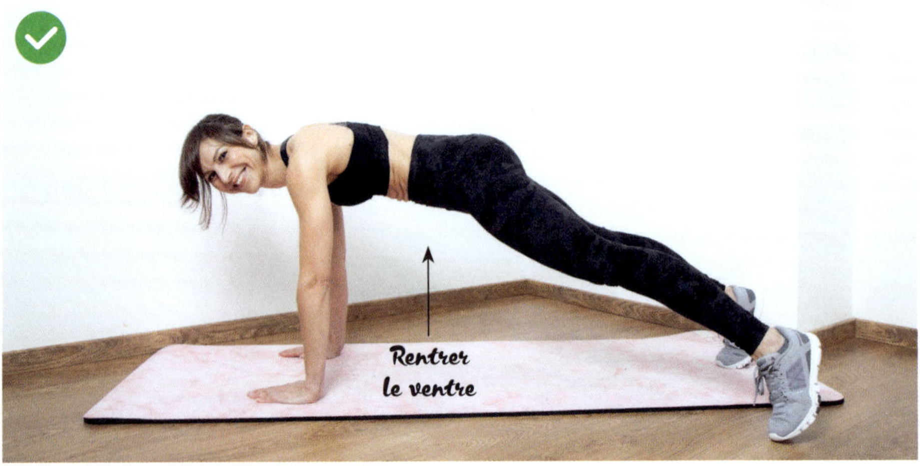

NIVEAUX

Intermédiaire : même mouvement, mais ouvrez les pieds en même temps en *jumpant*.

Confirmé : même mouvement qu'en intermédiaire (ou débutant), mais en rajoutant une main sur l'épaule opposée.

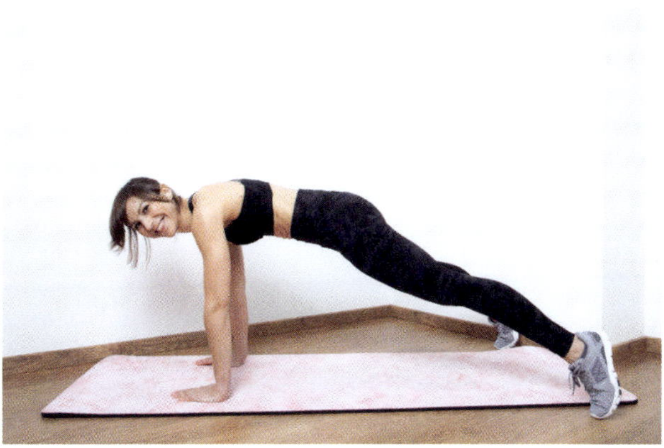

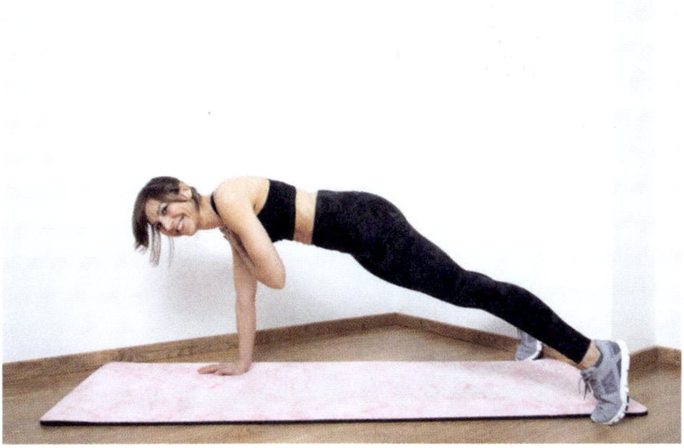

Le petit plus

Travaillez avec l'expiration lors de l'exécution du mouvement.

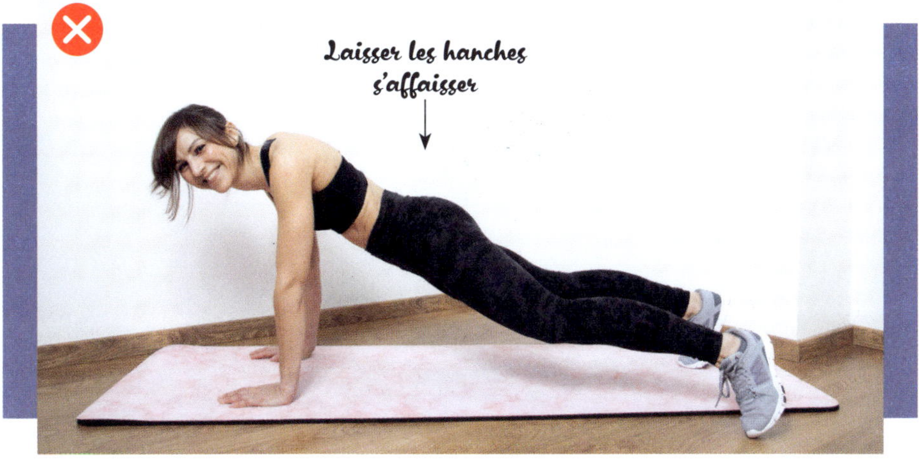

La pendule

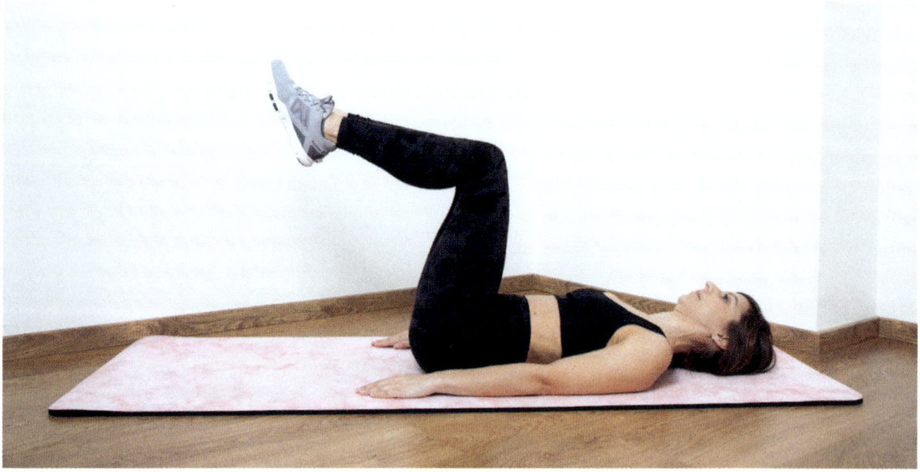

POSITION DE DÉPART

Allongé sur le dos, les jambes en chaise inversée et les bras tendus le long du corps.

ET… ACTION !

Débutant : inspirez, expirez et amenez les deux jambes serrées du côté droit en conservant les épaules dans le sol. Puis revenez en position de départ pour effectuer la même chose de l'autre côté.

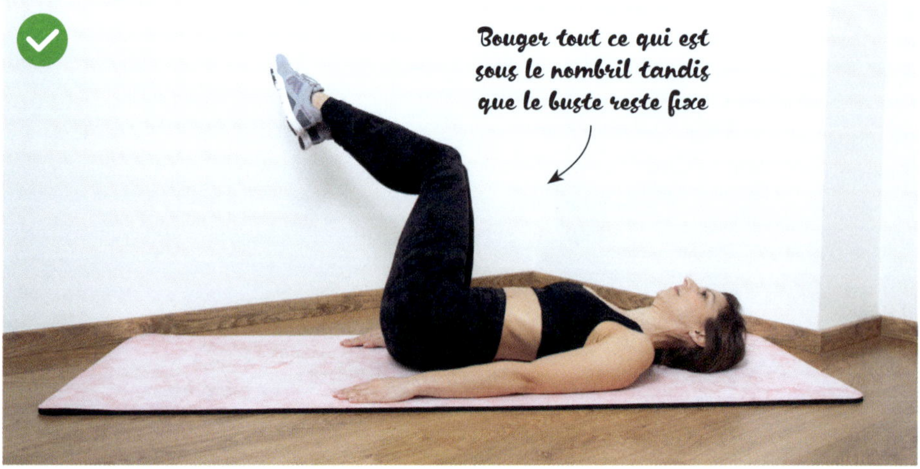
Bouger tout ce qui est sous le nombril tandis que le buste reste fixe

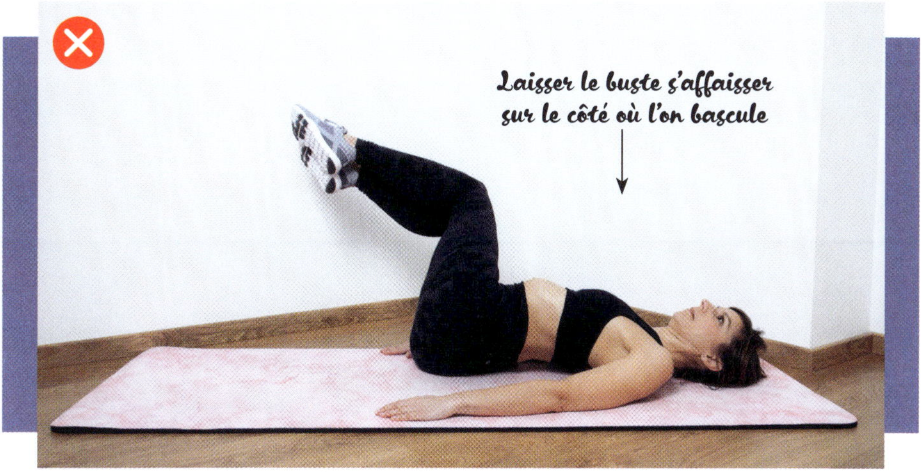
Laisser le buste s'affaisser
sur le côté où l'on bascule

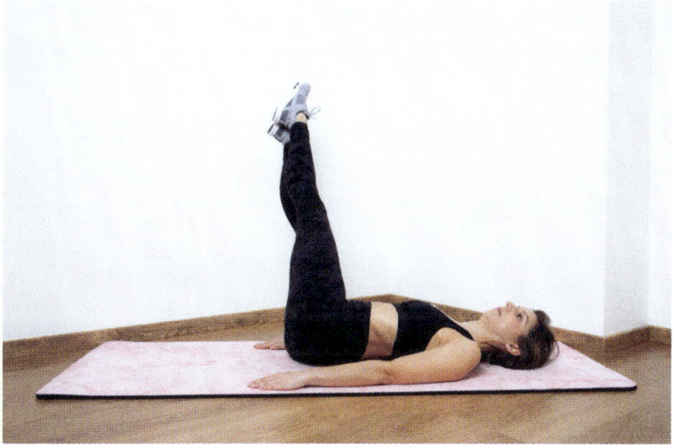

NIVEAUX

Intermédiaire :
même exécution, mais avec les jambes tendues tout du long.

Confirmé :
même mouvement que pour le niveau débutant mais en ayant les bras tendus et fixes au plafond.

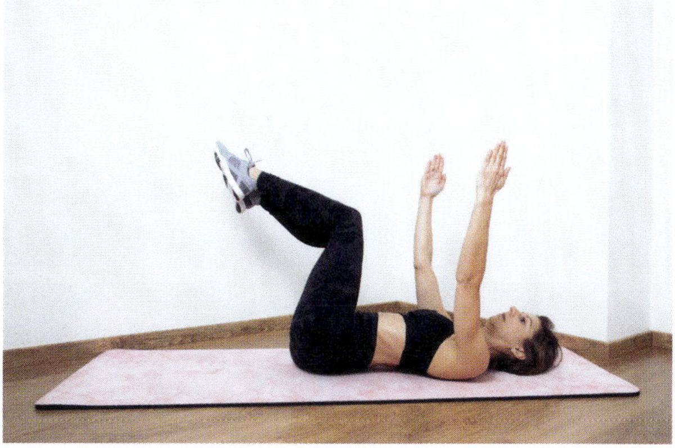

Le petit plus

Cherchez la force au niveau des obliques situés vers le côté de la taille.

Swimming

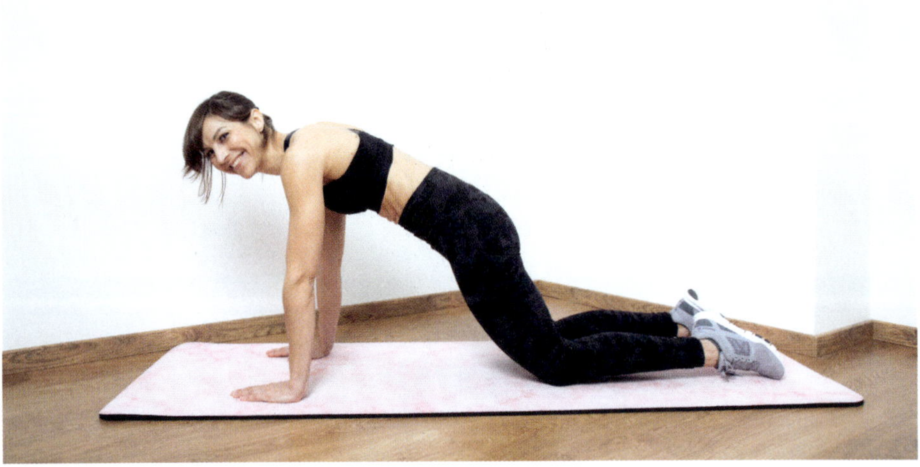

POSITION DE DÉPART

En appui sur les mains, la sangle abdominale engagée, les mains/coudes/épaules alignés, les genoux au sol.

ET... ACTION !

Débutant : inspirez, expirez et décollez un bras du sol en le tendant devant vous et en gardant le bassin fixe.

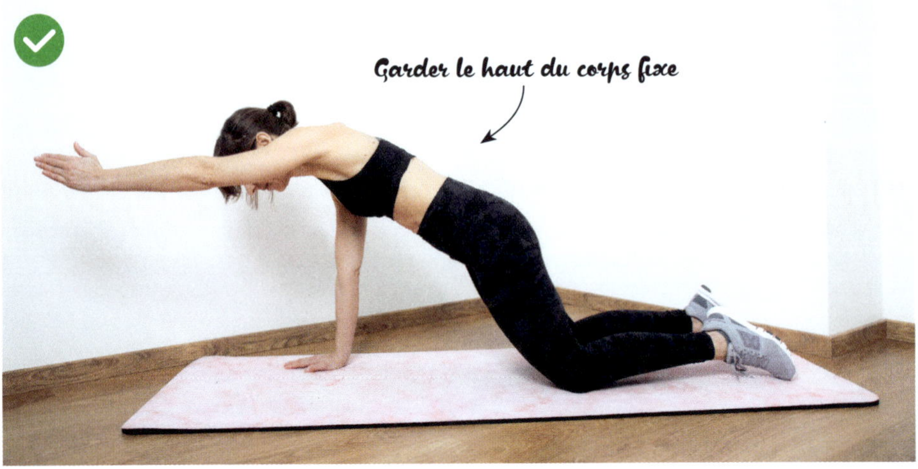

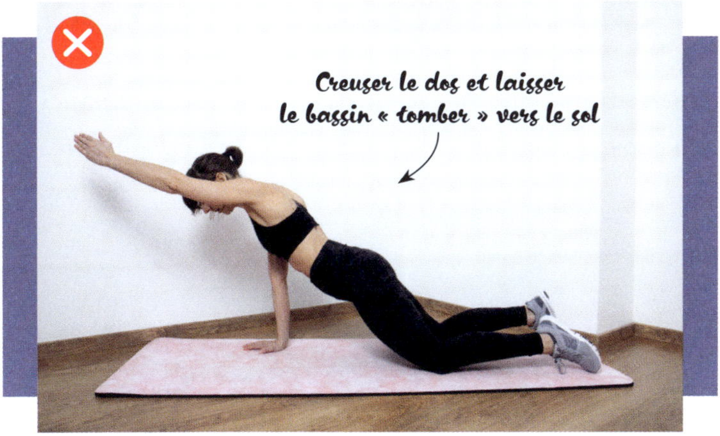
Creuser le dos et laisser
le bassin « tomber » vers le sol

Le petit plus

Cherchez à allonger votre colonne vertébrale.

NIVEAUX

Intermédiaire : même mouvement en décollant le bras et la jambe opposés.

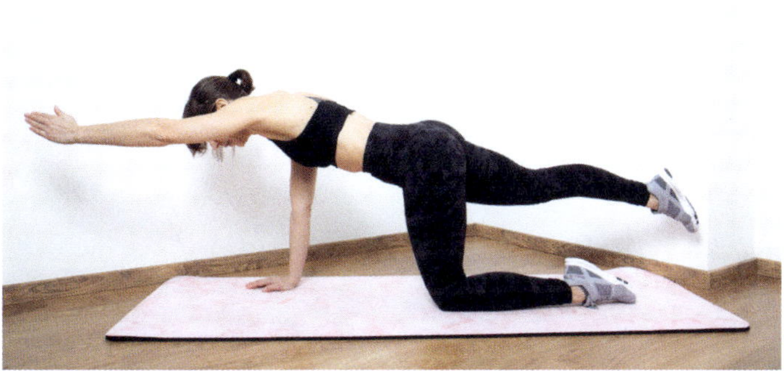

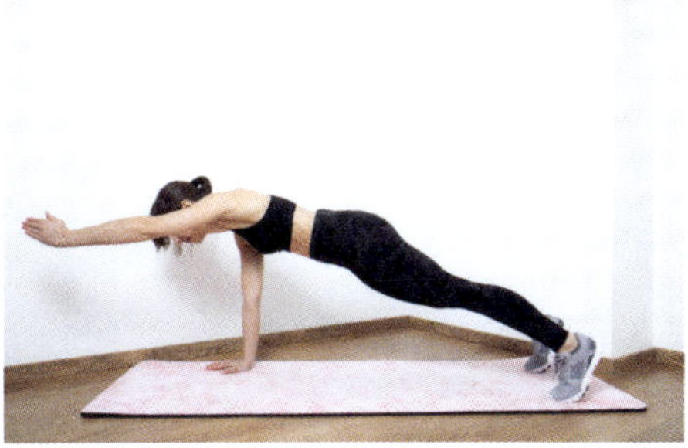

Confirmé 1 : même mouvement qu'en débutant, mais les genoux sont décollés du sol.

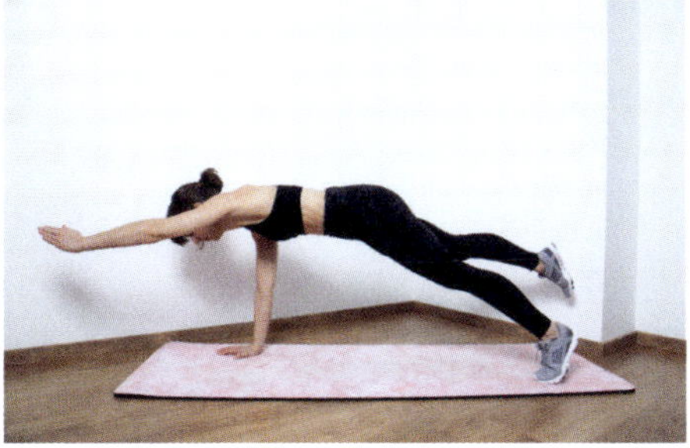

Confirmé 2 : même mouvement qu'en intermédiaire, mais le genou est décollé du sol.

Commando

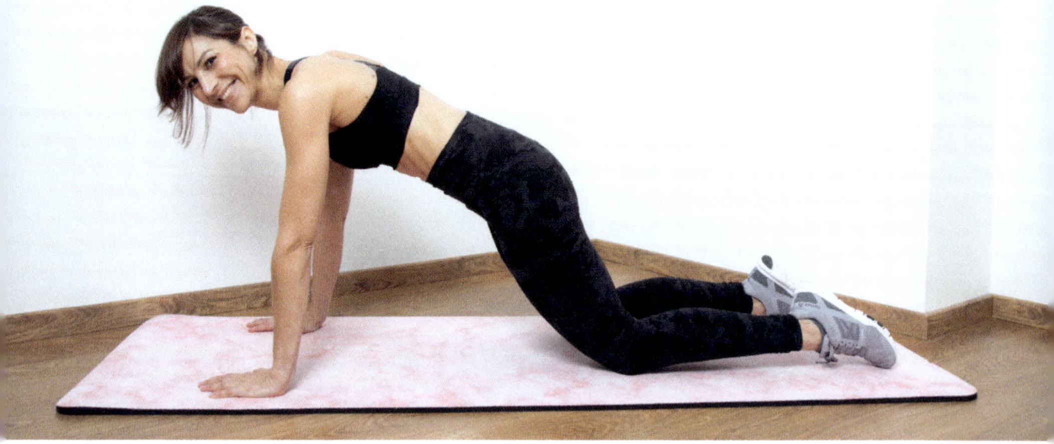

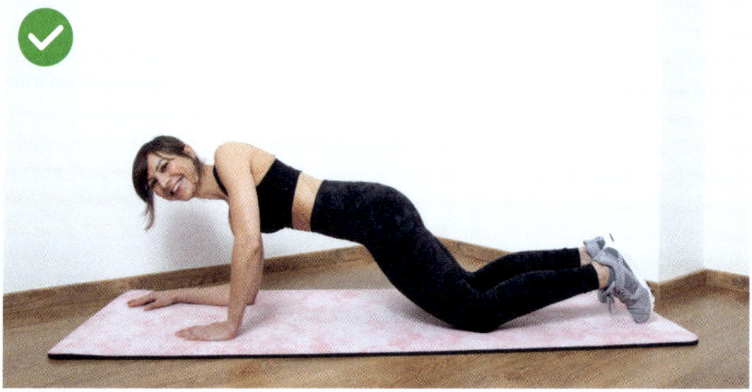

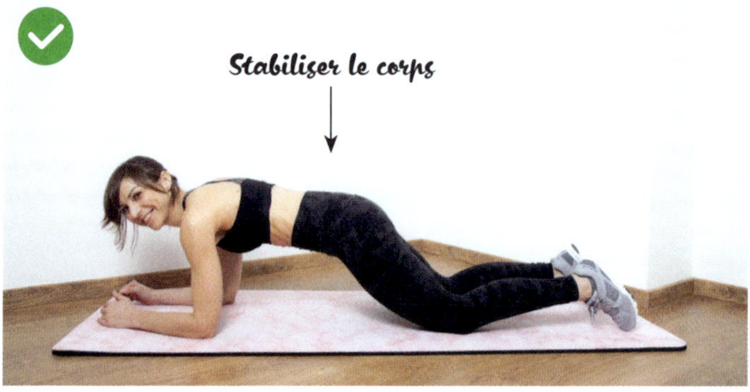

POSITION DE DÉPART

Quadrupédie, en appui sur les mains. Le centre est engagé.

ET... ACTION !

Débutant : inspirez, expirez et basculez sur votre avant-bras droit, puis gauche, tout en gardant le contrôle, puis revenez en appui sur vos mains (droite puis gauche).

NIVEAUX

Intermédiaire et confirmé : même exercice, mais avec les genoux décollés du sol tout du long.

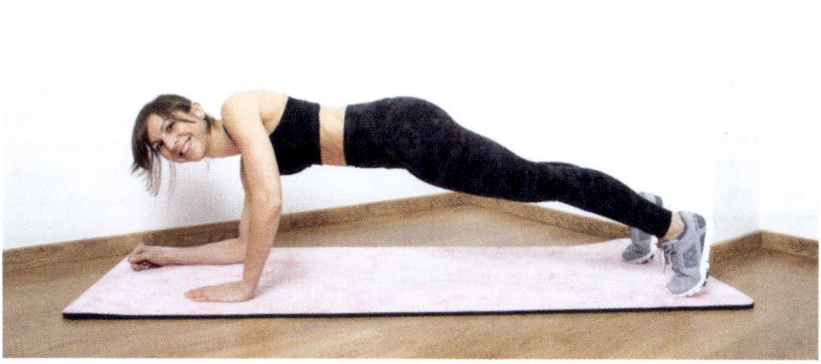

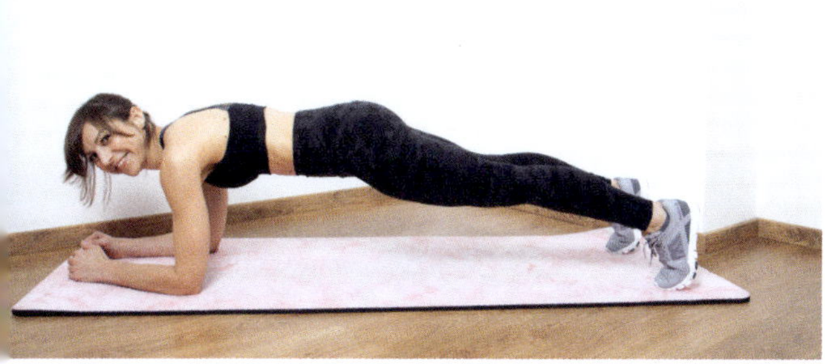

Le petit plus

Privilégiez le contrôle du mouvement tout du long en gardant le bassin fixe au maximum.

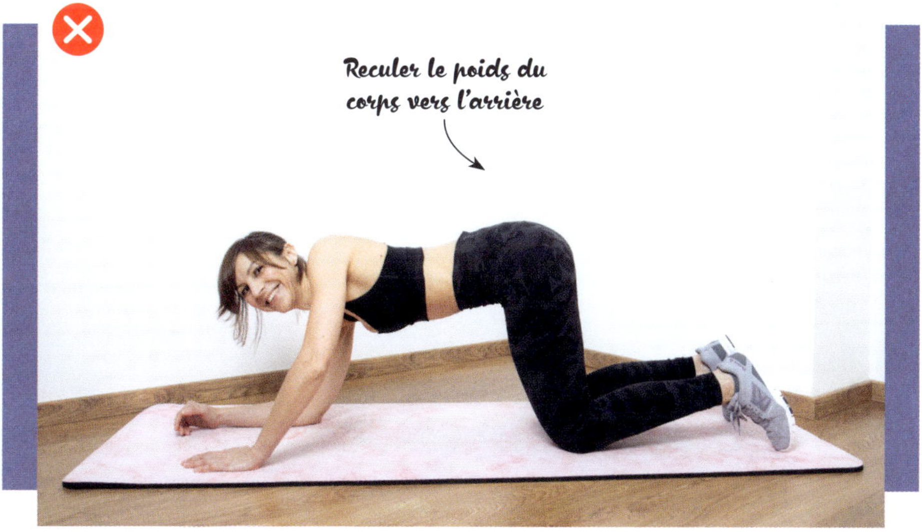

Single leg stretch

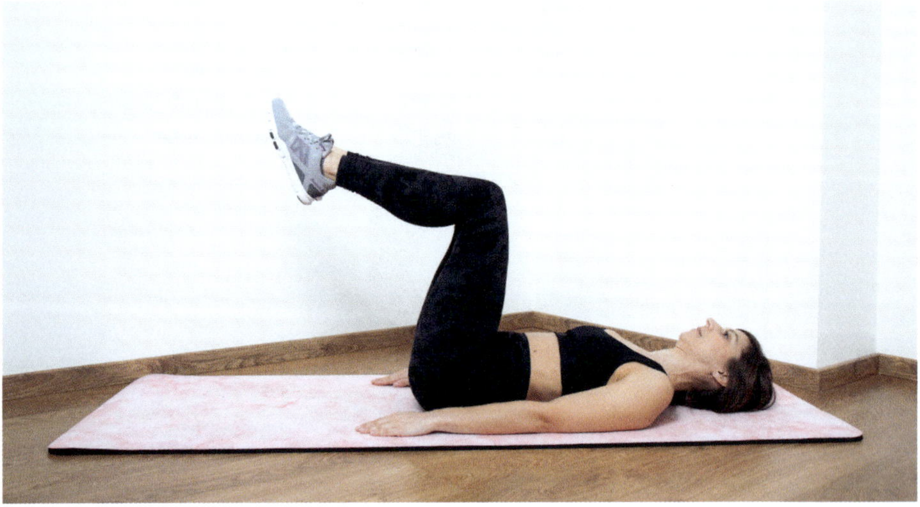

POSITION DE DÉPART

Allongé sur le dos, les jambes en table inversée, les bras le long du corps.

ET... ACTION !

Débutant : inspirez, expirez et allongez une jambe, puis revenez en position de départ et changez de jambe.

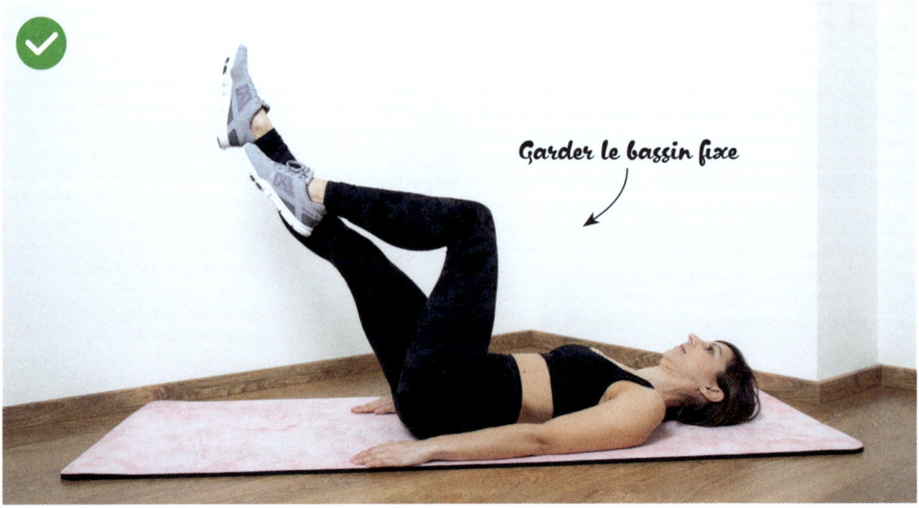

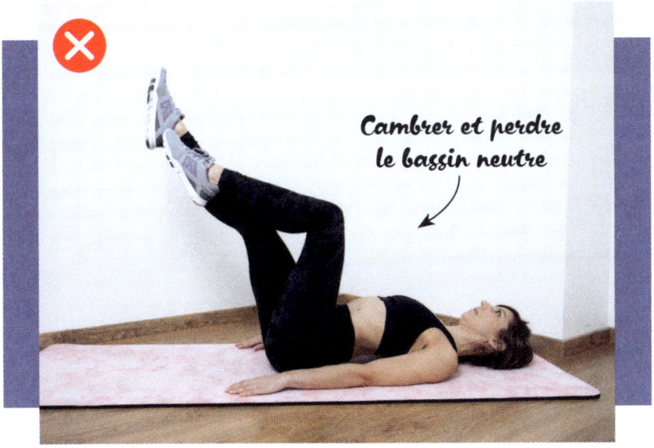

Le petit plus

Cherchez à allonger la jambe et bien conserver l'autre genou aligné avec la hanche.

NIVEAUX

Intermédiaire : même mouvement, mais les bras sont tendus vers le plafond.

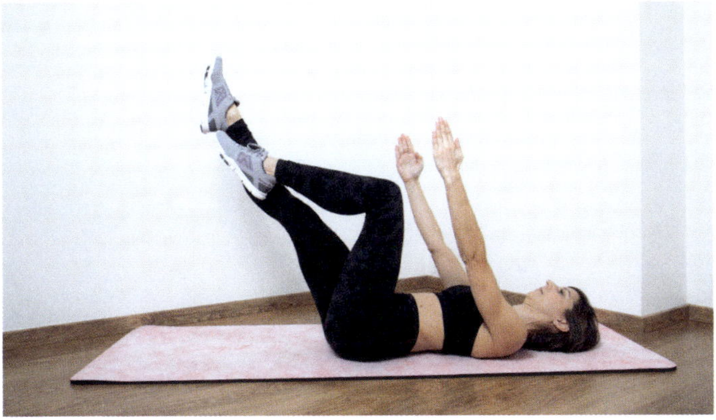

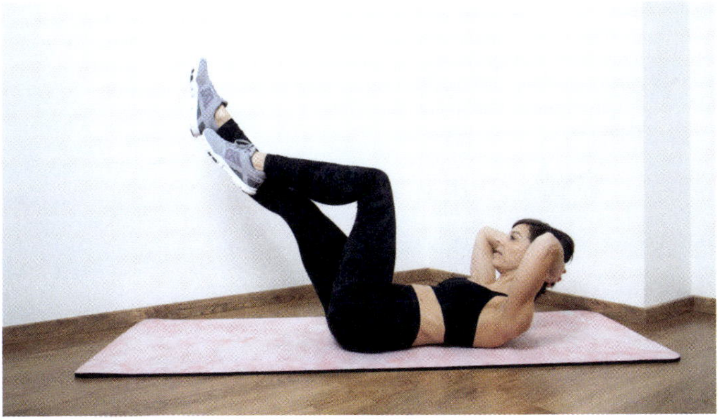

Confirmé : même mouvement que le débutant, mais les mains sont derrière la tête qui est décollée du sol.

Double leg stretch

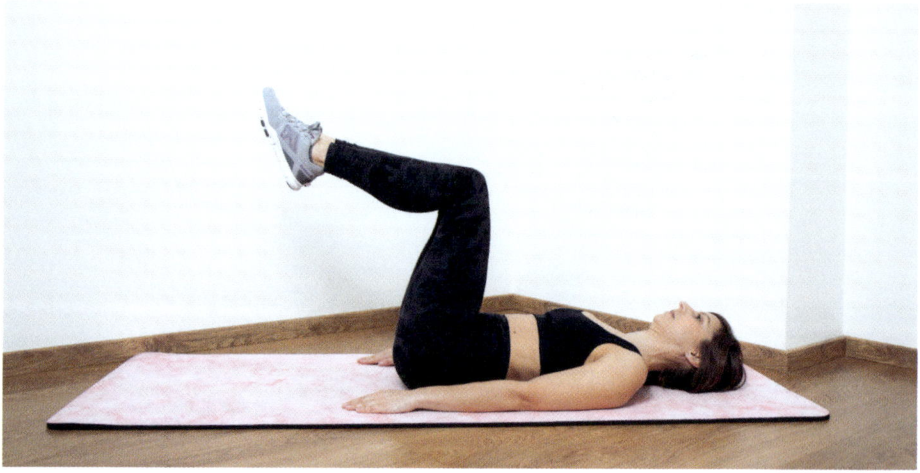

POSITION DE DÉPART

Allongé sur le dos, les jambes en table inversée, les bras le long du corps.

ET... ACTION !

Débutant : inspirez, expirez et allongez les jambes vers le plafond ou légèrement en diagonale, puis revenez en position de départ.

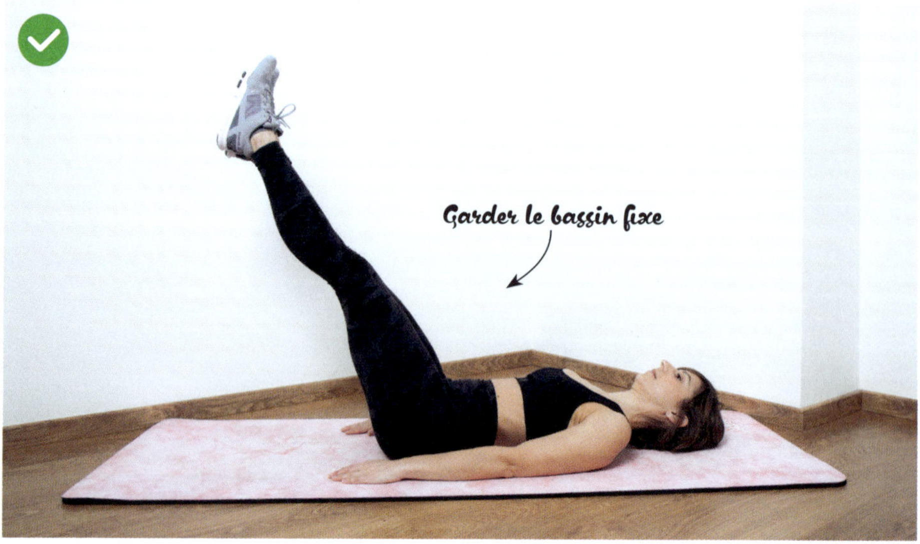

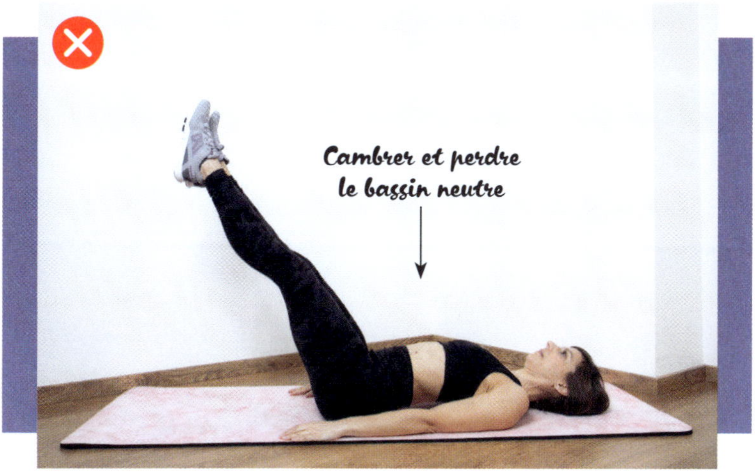

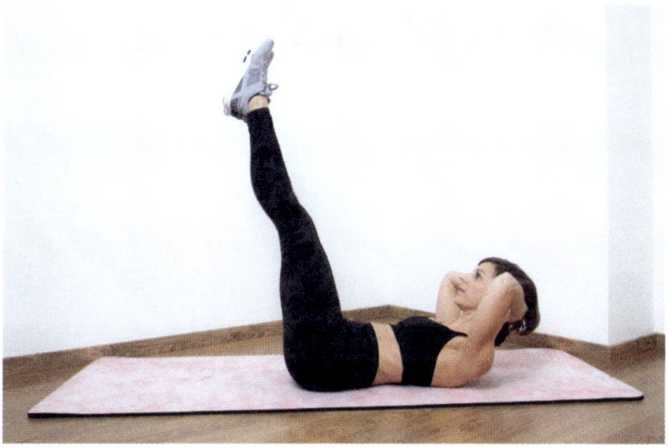

Le petit plus
Cherchez à allonger la jambe.

NIVEAUX

Intermédiaire :
même mouvement que le débutant, mais la tête est décollée du sol et soutenue par les mains.

Confirmé :
même mouvement que l'intermédiaire, mais quand les jambes se tendent, les bras se tendent aussi vers le plafond. Puis revenez en position de départ, les jambes en table inversée avec les mains derrière la tête qui est décollée du sol.

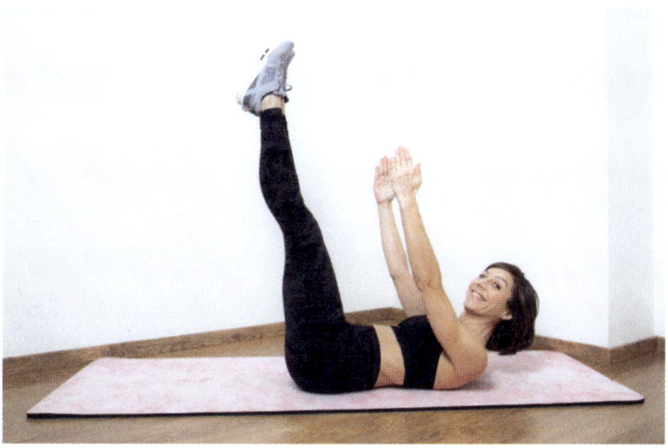

Tortue sur le dos

POSITION DE DÉPART

Allongé sur le dos, les jambes en table inversée.

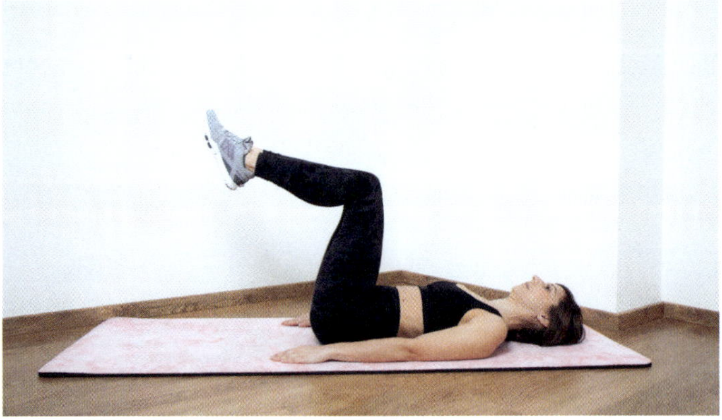

ET... ACTION !

Débutant : inspirez, expirez et amenez le talon droit vers le sol, puis revenez en position de départ pour faire la même chose avec la jambe gauche.

Le petit plus

La flexion part de la hanche et non du genou.

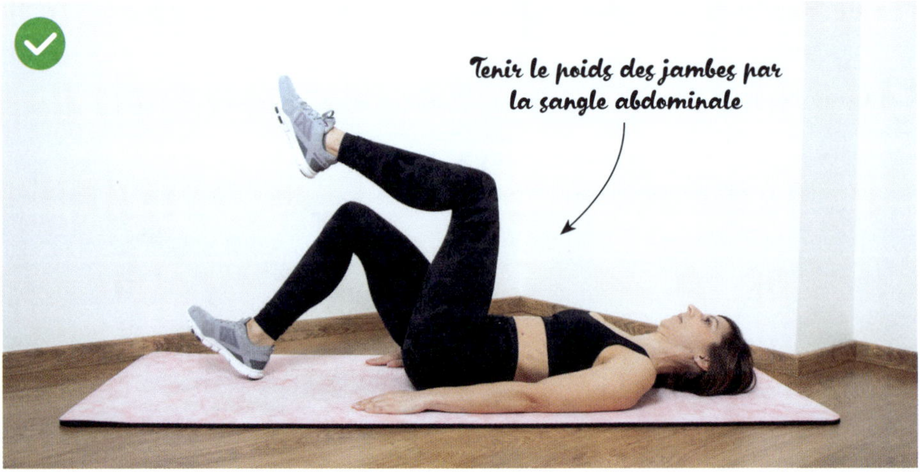

NIVEAUX

Intermédiaire : même mouvement, mais éloignez le bras opposé à la jambe qui descend, l'autre bras tendu vers le plafond, puis changez.

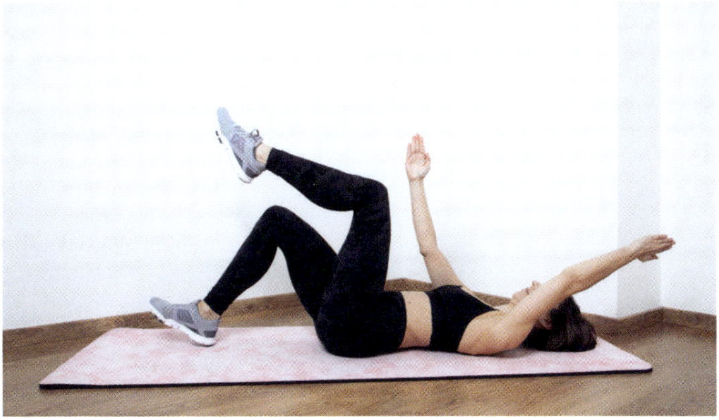

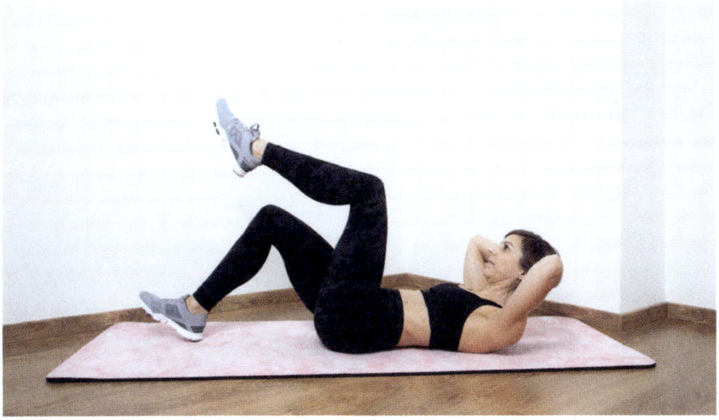

Confirmé : même mouvement que le débutant, mais la tête est décollée du sol et soutenue par les mains.

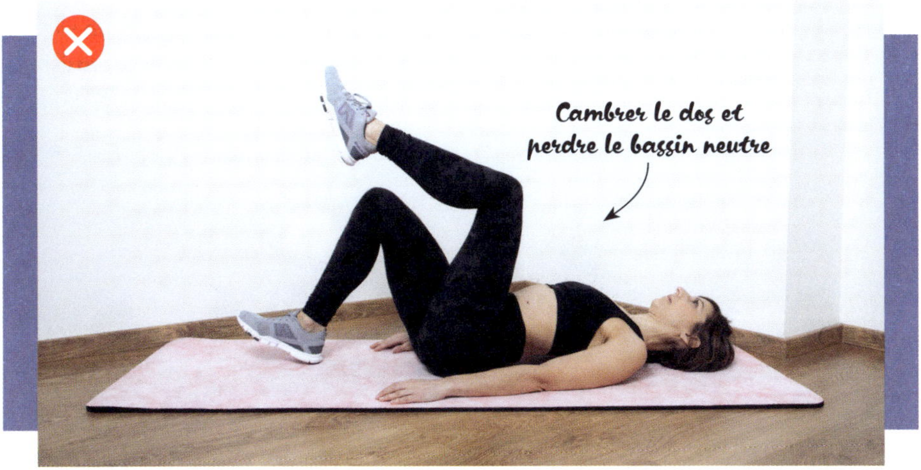

Teaser

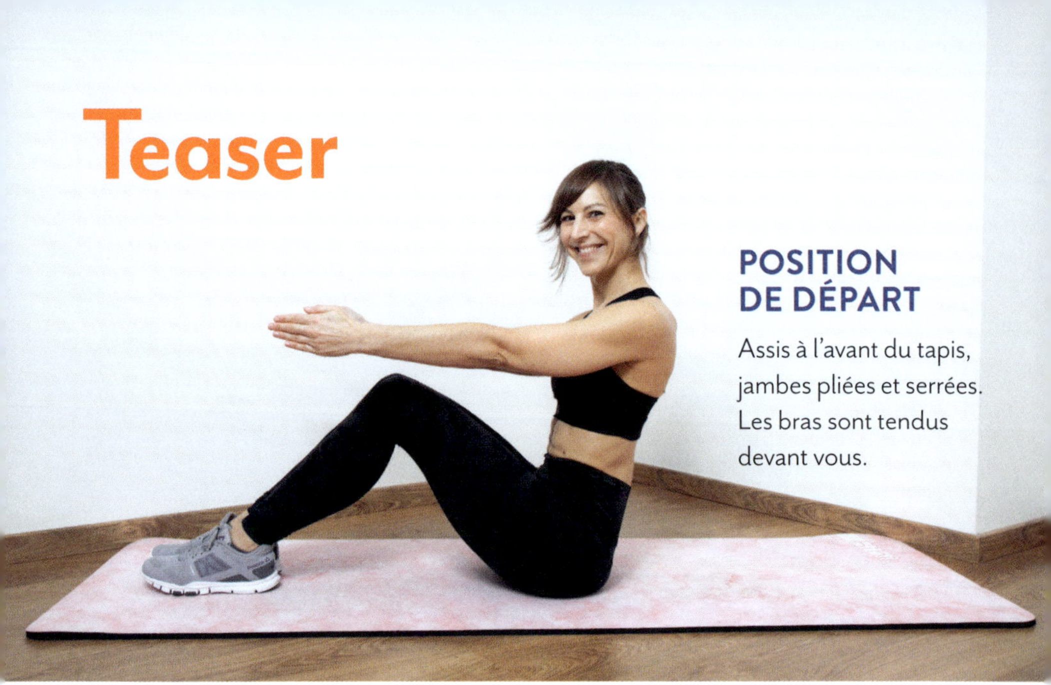

POSITION DE DÉPART

Assis à l'avant du tapis, jambes pliées et serrées. Les bras sont tendus devant vous.

ET… ACTION !

Débutant : inspirez et expirez, creusez le ventre et basculez le bas du dos. Stabilisez votre posture sur deux à trois expirations en prenant conscience de l'engagement de votre sangle abdominale.

Le petit plus

Ce sont les abdos qui bossent, pas les jambes. Allez chercher la force dans votre sangle abdominale.

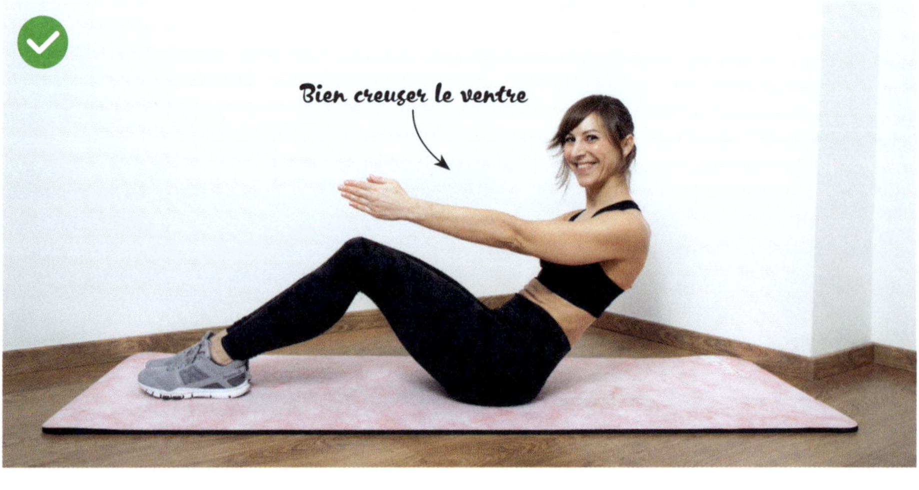

NIVEAUX

Intermédiaire :
même mouvement mais une fois dans la bascule, décollez une jambe du sol puis reposez et changez de jambe.

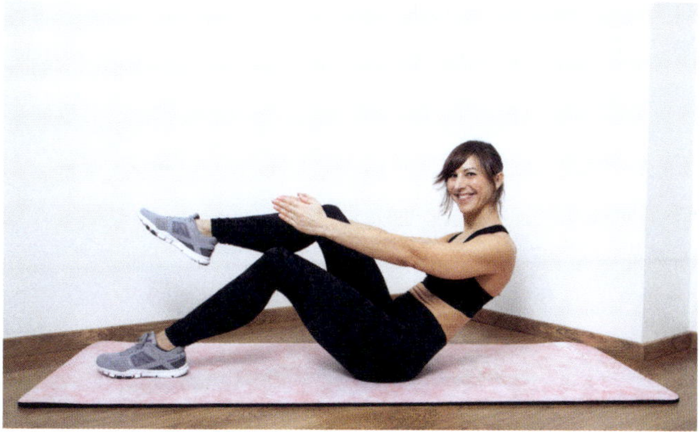

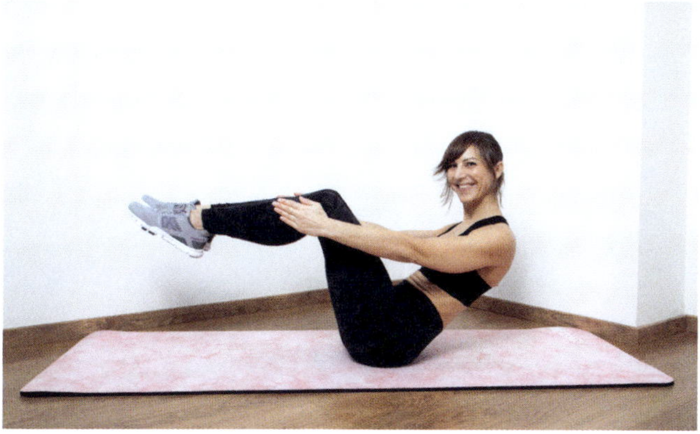

Confirmé :
même mouvement que pour l'intermédiaire mais une fois la première jambe décollée, ne la reposez pas au sol et décollez l'autre. Stabilisez votre posture sur deux à trois expirations.

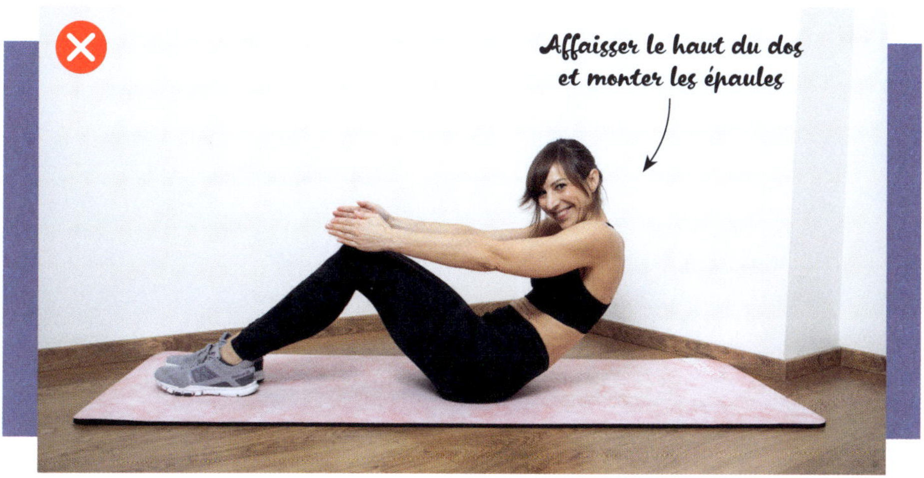

Russian twist

POSITION DE DÉPART

Assis, les jambes pliées serrées ou écartées de la largeur du bassin. Les poings sont serrés au niveau du nombril ou du sternum.

Le petit plus

C'est la taille qui travaille ; les obliques font le mouvement.

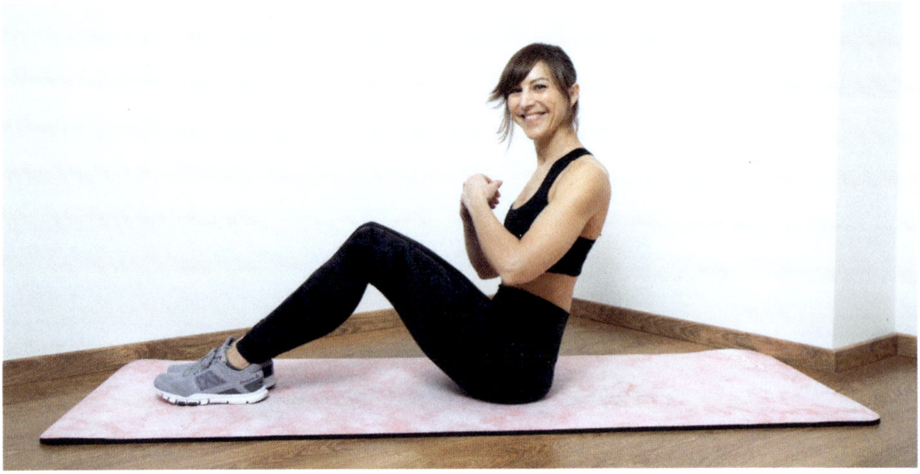

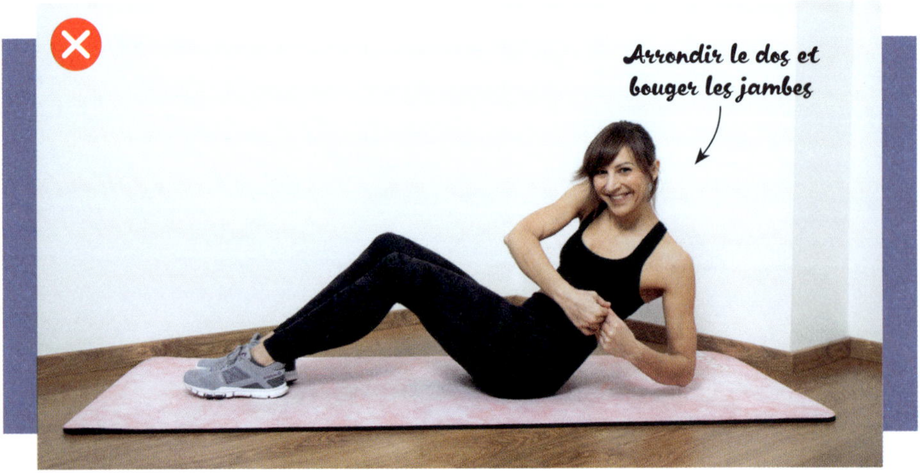

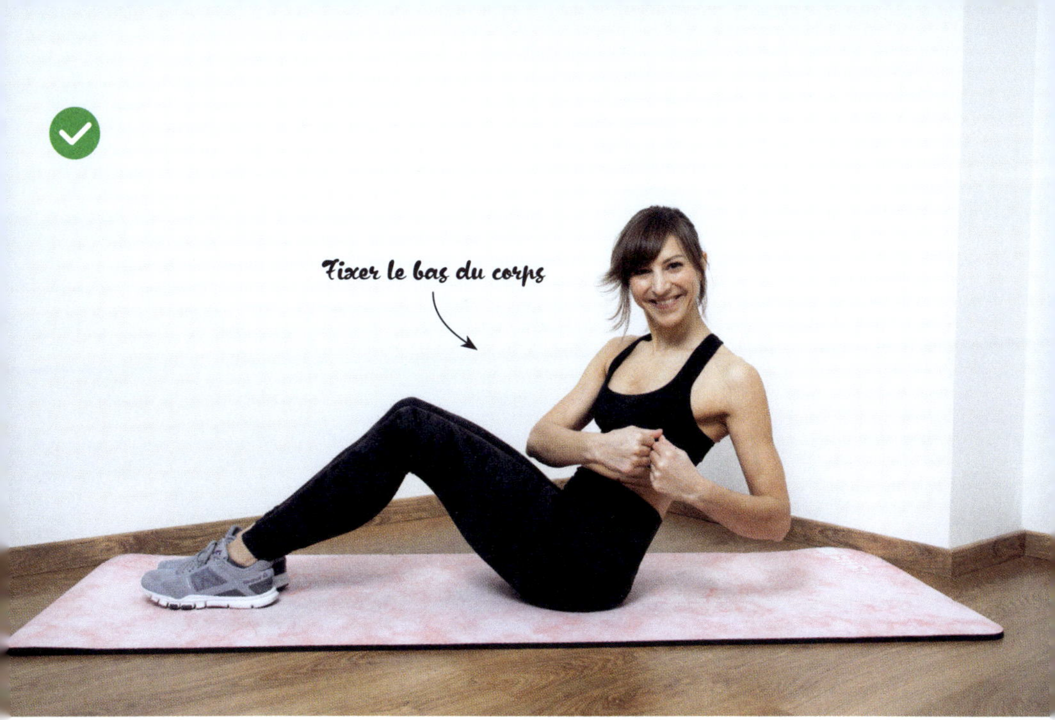

ET… ACTION !

Débutant : expirez, basculez légèrement le buste vers l'arrière et amenez le buste vers la gauche en conservant les jambes et le bassin fixe.

NIVEAUX

Intermédiaire et confirmé : même mouvement, mais les jambes sont décollées du sol.

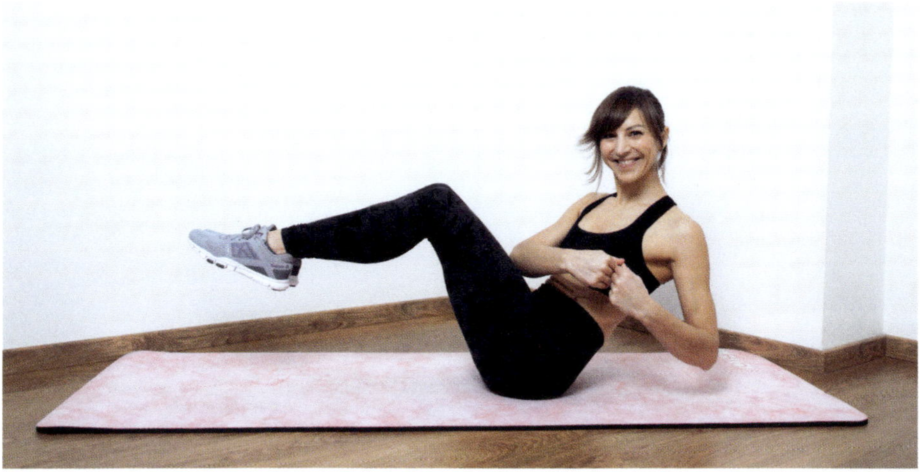

Criss cross debout

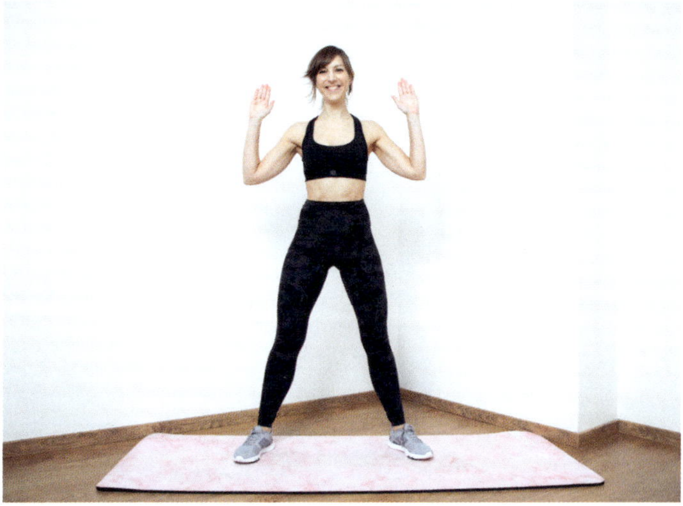

POSITION DE DÉPART

Debout, les pieds un peu plus écartés que la largeur du bassin et les bras en angle droit.

ET... ACTION !

Débutant : inspirez et expirez, ramenez le coude droit vers le genou gauche puis changez de jambe et de coude.

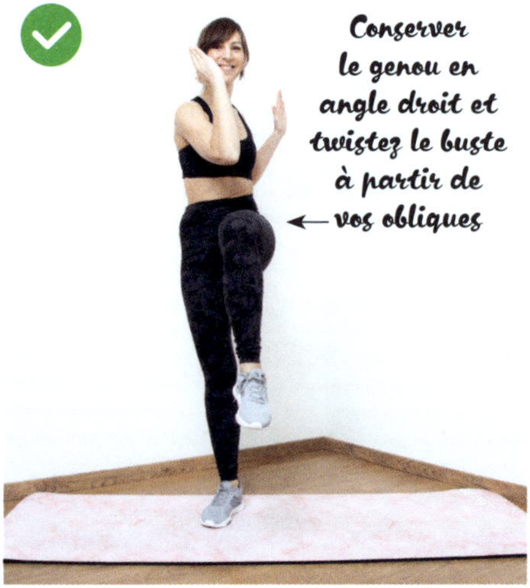
Conserver le genou en angle droit et twistez le buste à partir de vos obliques

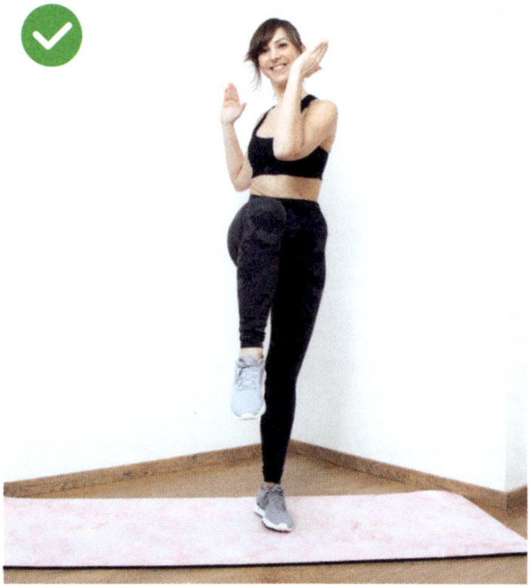

NIVEAUX

Intermédiaire et confirmé : même exercice, mais combinez deux croisés et deux côtés.

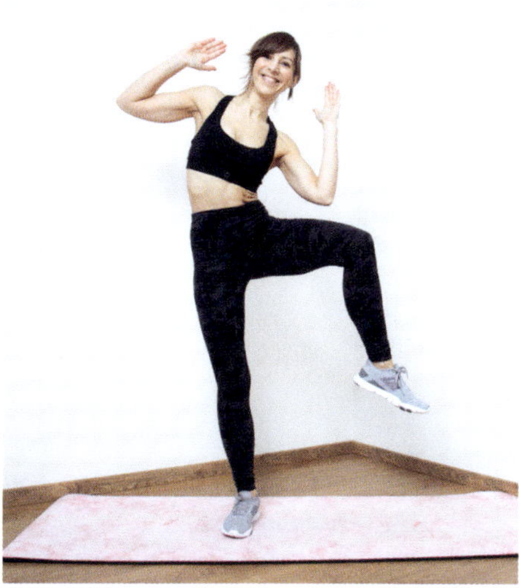

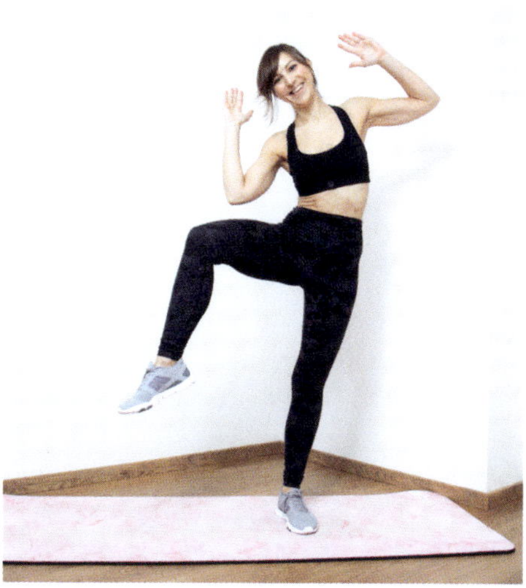

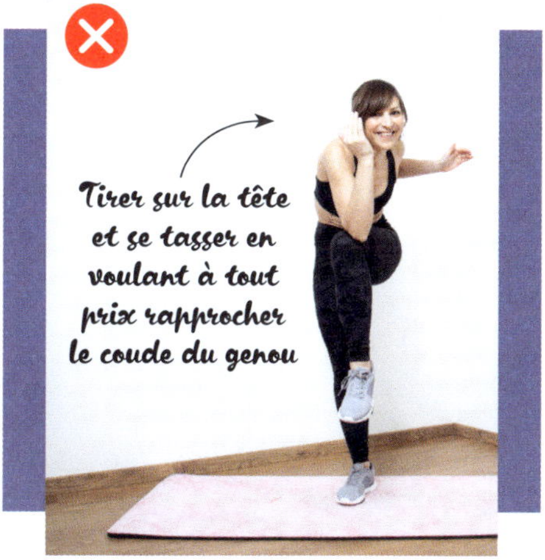
Tirer sur la tête et se tasser en voulant à tout prix rapprocher le coude du genou

Le petit plus

Cherchez la longueur du corps durant tout le mouvement.

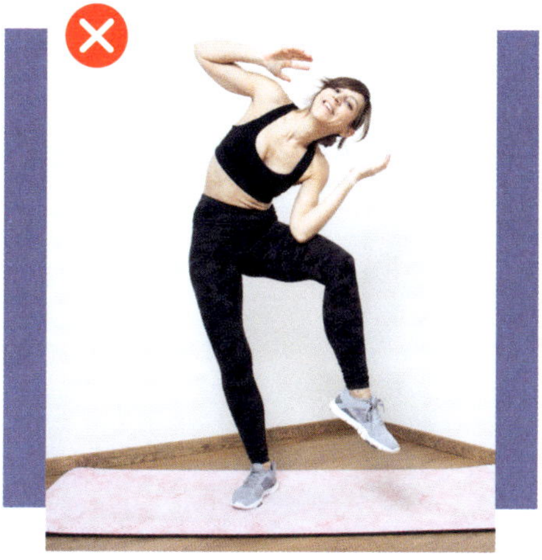

Dips assis

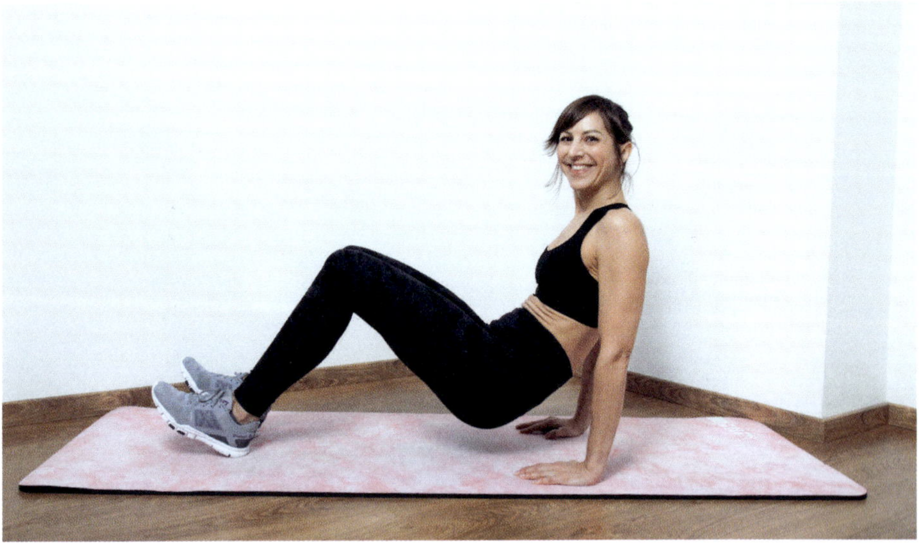

POSITION DE DÉPART

Assis sur le tapis, les jambes pliées et les mains posées derrière soi, les fessiers décollés du sol.

Le petit plus

C'est parce que les coudes se plient que les fessiers descendent.

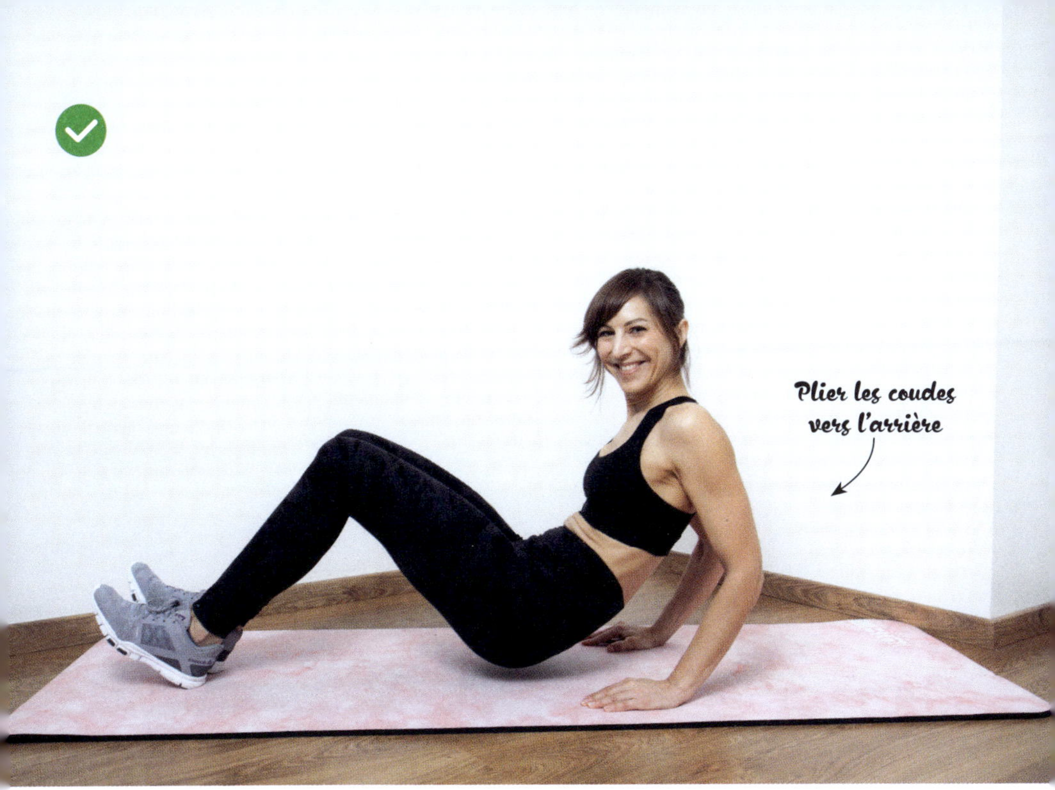

ET... ACTION !

Tous niveaux : pliez les coudes vers l'arrière en descendant les fessiers vers le sol.

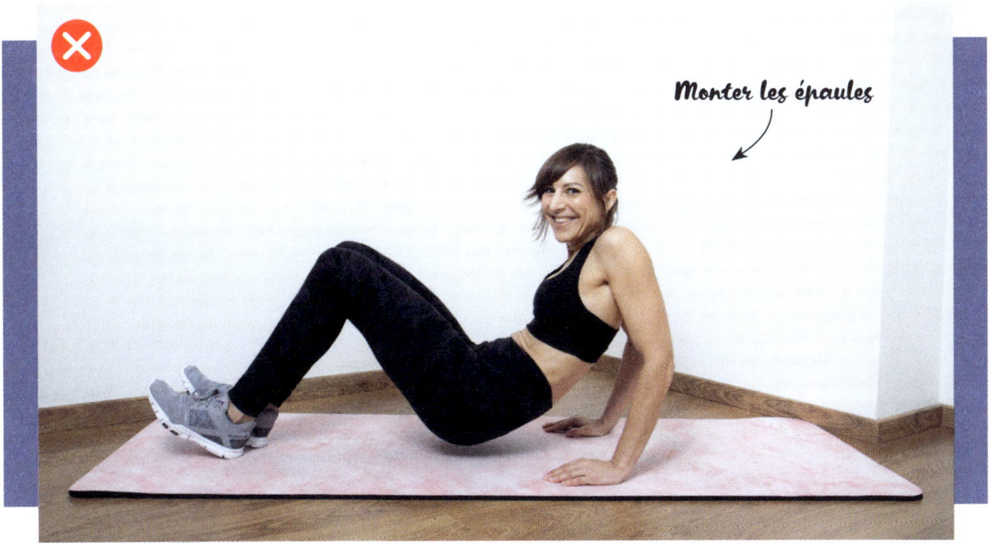

Abdos sur les avant-bras

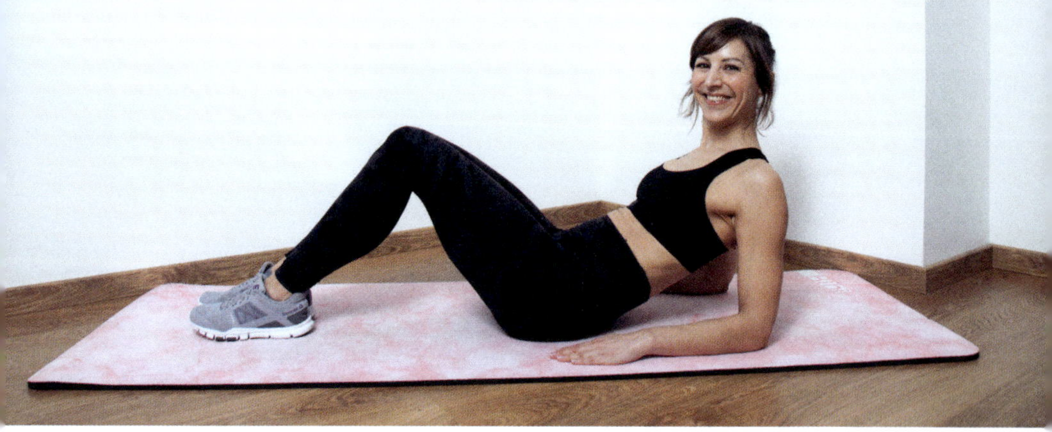

POSITION DE DÉPART

Assis sur le tapis, les jambes pliées et en appui sur les avant-bras. Le centre est engagé.

ET… ACTION !

Débutant : inspirez, expirez, décollez une jambe en table inversée. Puis reposez cette jambe et changez de côté. Alternez droite et gauche à votre rythme.

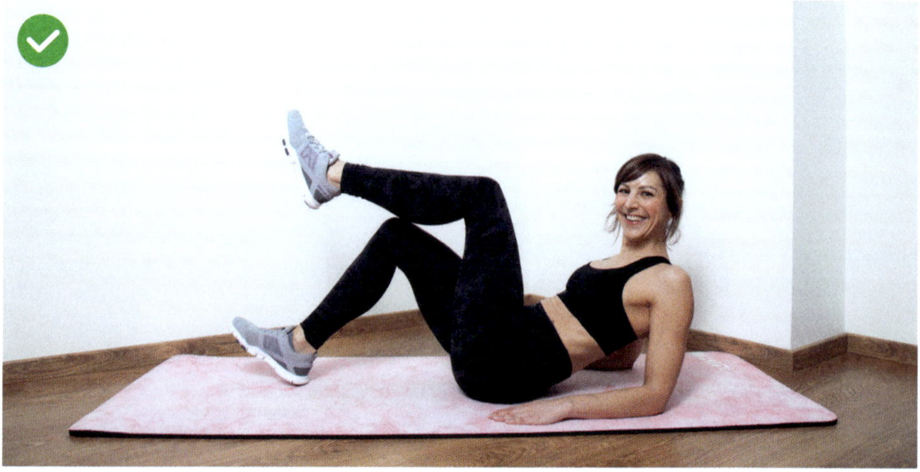

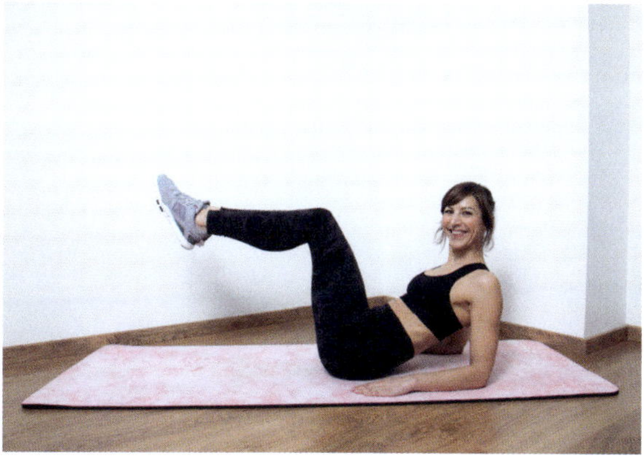

NIVEAUX

Intermédiaire : partez avec les jambes en table inversée et amenez un pied vers le sol, puis revenez en position de départ et changez.

Confirmé : partez avec les jambes en table inversée et allongez les jambes vers le plafond, puis revenez en position de départ.

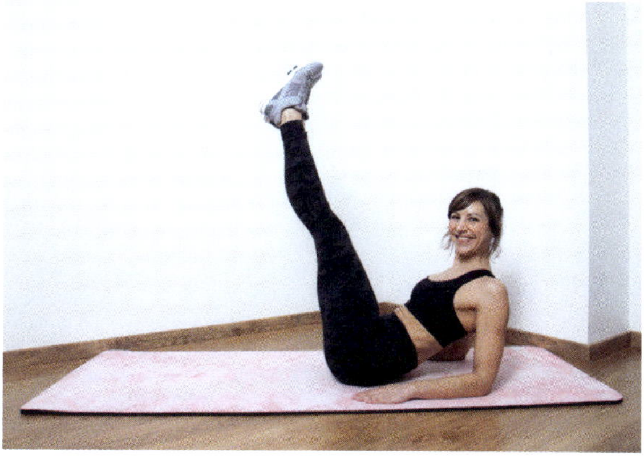

Le petit plus

Le poids des avant-bras sur le sol doit demeurer le même tout au long du mouvement.

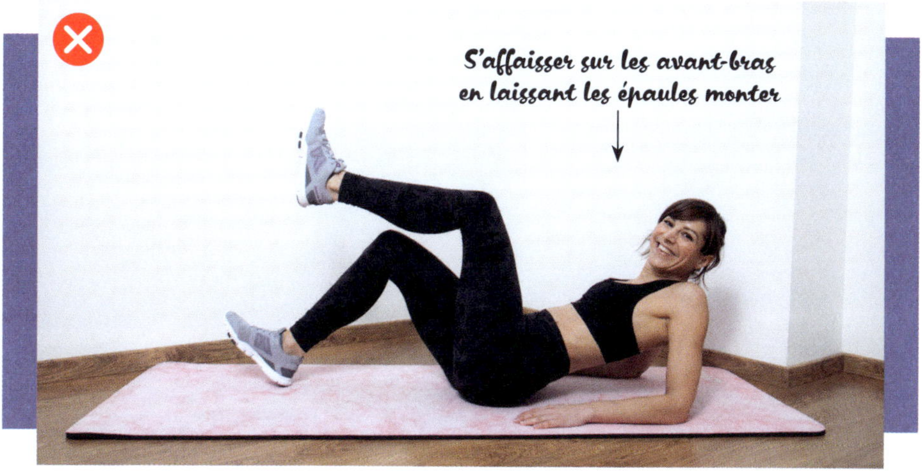
S'affaisser sur les avant-bras
en laissant les épaules monter

Squat

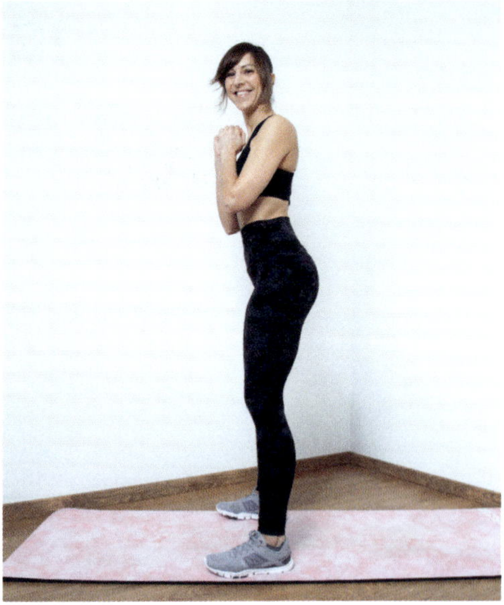

POSITION DE DÉPART

Debout, les jambes à la largeur du bassin, le poids du corps ancré dans les talons.

ET… ACTION !

Débutant : inspirez, expirez et fléchissez vos genoux en poussant vos fessiers vers l'arrière, puis remontez avec contrôle. Veillez à garder le buste et le dos bien droits tout au long du mouvement.

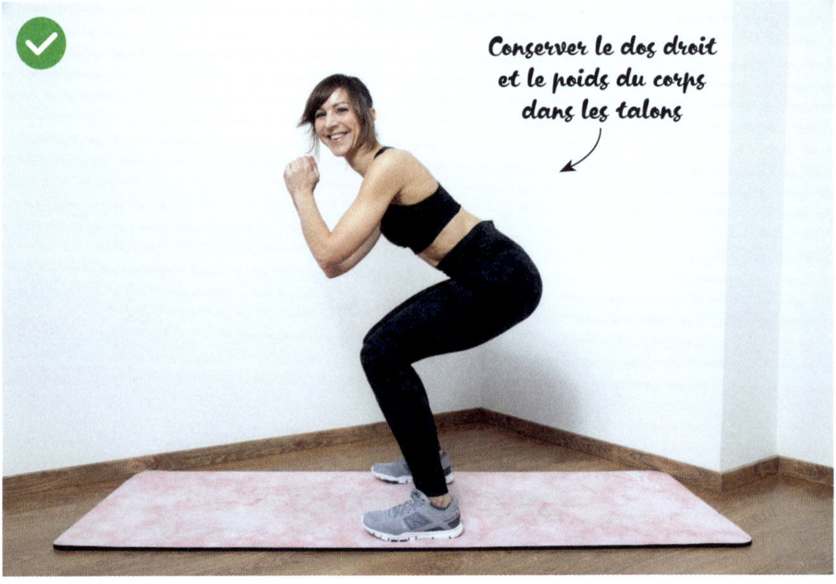
Conserver le dos droit
et le poids du corps
dans les talons

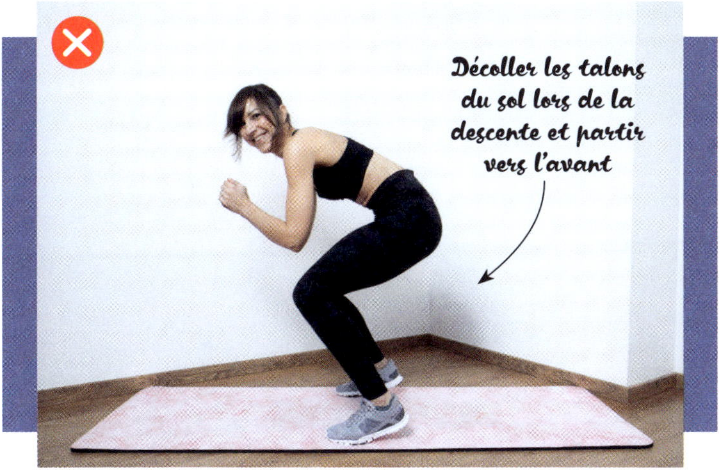
Décoller les talons
du sol lors de la
descente et partir
vers l'avant

Le petit plus

Pensez à bien contracter vos fessiers quand vous vous redressez.

NIVEAUX

Intermédiaire : même exécution qu'en débutant, mais ajoutez une extension sur les demi-pointes à la remontée.

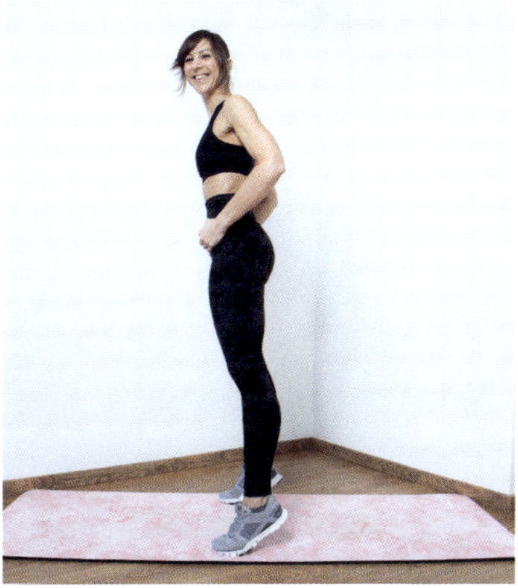

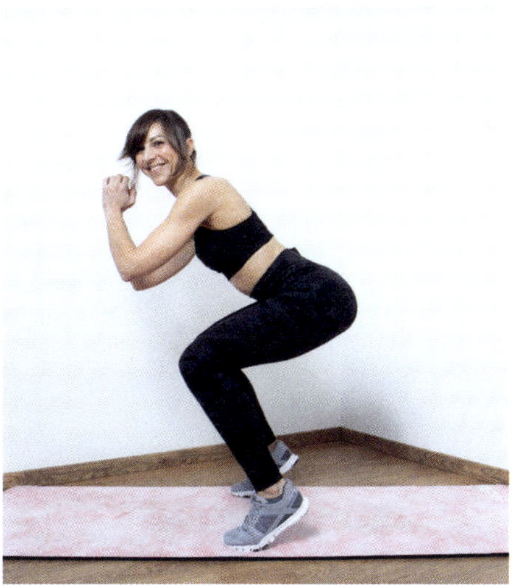

Confirmé : même exécution qu'en débutant, mais ajoutez une extension sur les demi-pointes une fois en bas.

Squat sumo

POSITION DE DÉPART

Debout, les jambes plus écartées que la largeur du bassin, les pointes de pieds tournées vers l'extérieur.

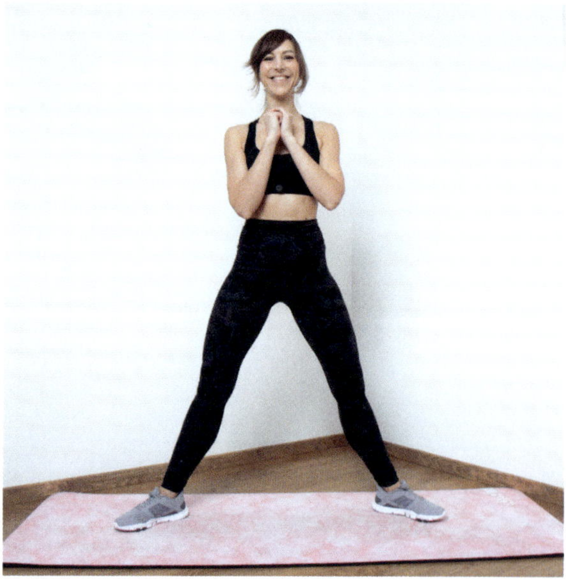

ET... ACTION !

Débutant : inspirez, expirez et fléchissez vos genoux en amenant les cuisses parallèles au sol. Veillez à garder le buste et le dos bien droits tout au long du mouvement.

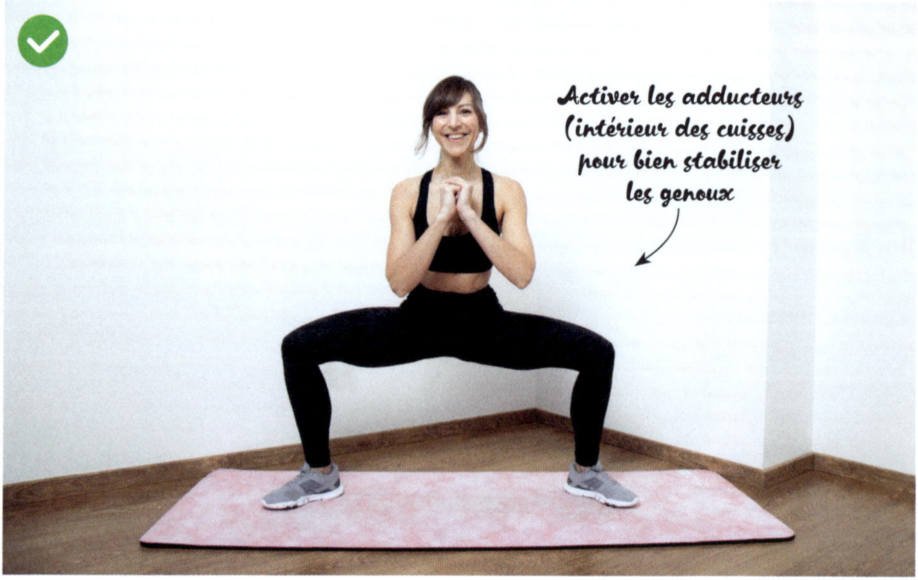
Activer les adducteurs
(intérieur des cuisses)
pour bien stabiliser
les genoux

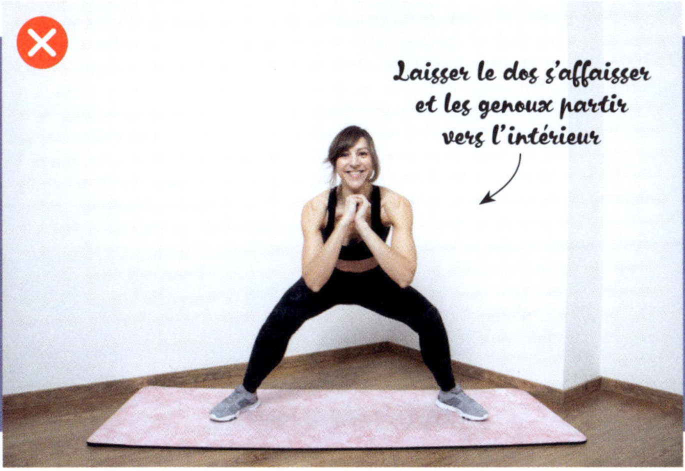
Laisser le dos s'affaisser
et les genoux partir
vers l'intérieur

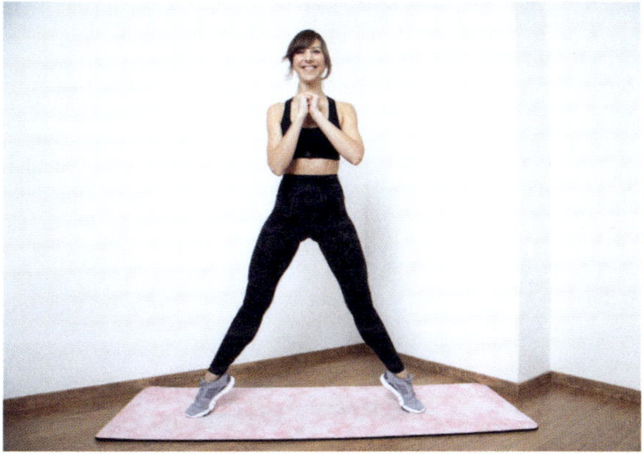

Le petit plus

Placez le poids du corps sur le bord extérieur de vos pieds.

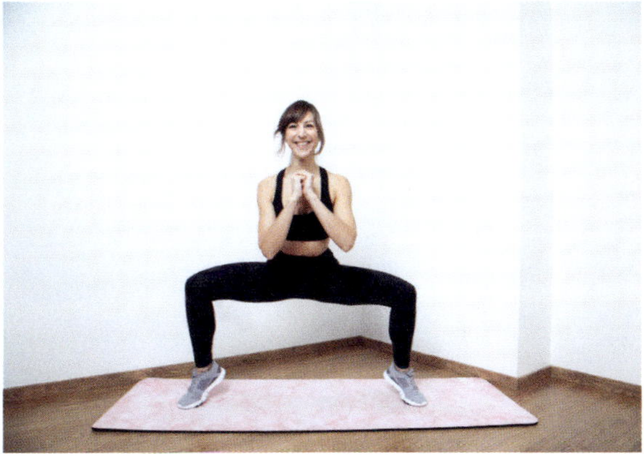

NIVEAUX

Intermédiaire :
même exécution qu'en débutant, mais ajoutez une extension sur les demi-pointes à la remontée.

Confirmé : même mouvement qu'en débutant, mais ajoutez une extension sur les demi-pointes une fois en bas.

Fente

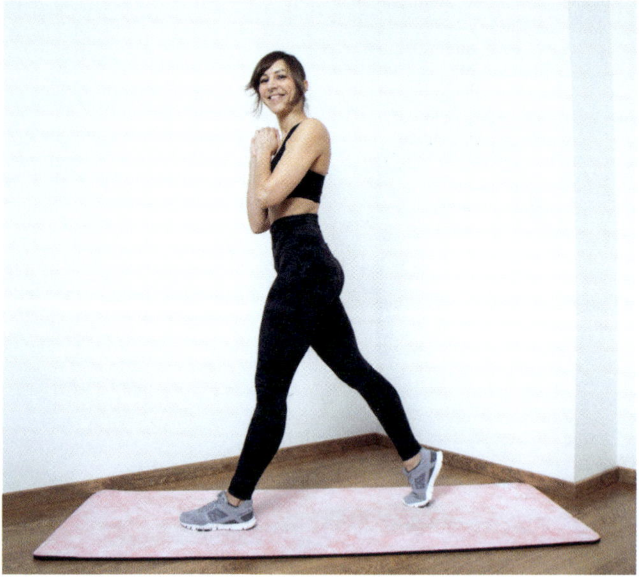

POSITION DE DÉPART

Debout en auto-grandissement. Un pied est placé devant et l'autre derrière sur demi-pointe. Les jambes sont tendues.

ET... ACTION !

Débutant : inspirez, expirez et descendez les genoux vers le sol de façon à avoir deux angles droits.

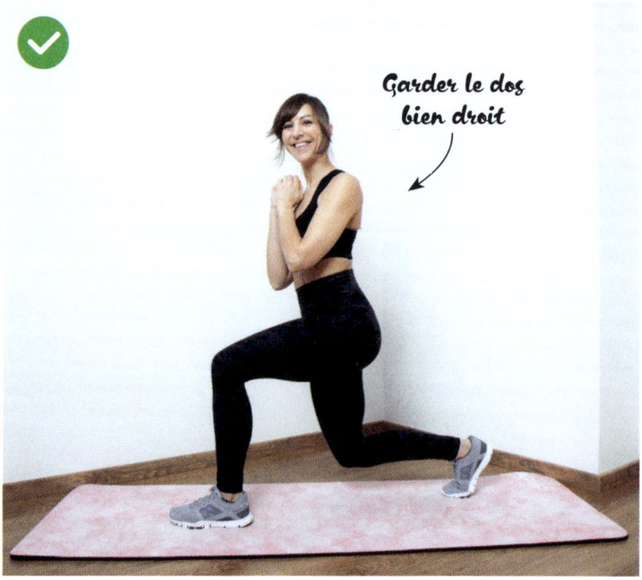

Le petit plus

Au début, n'hésitez pas à prendre appui contre un mur ou une chaise pour ne pas perdre l'équilibre.

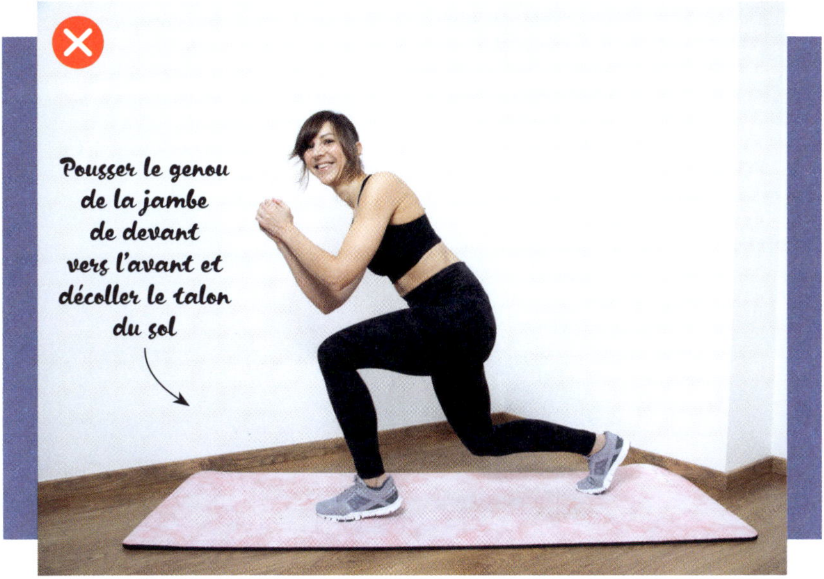
Pousser le genou
de la jambe
de devant
vers l'avant et
décoller le talon
du sol

NIVEAUX

Intermédiaire : même exécution qu'en débutant, mais une fois en bas, décollez le talon avant du sol puis reposez-le et remontez.

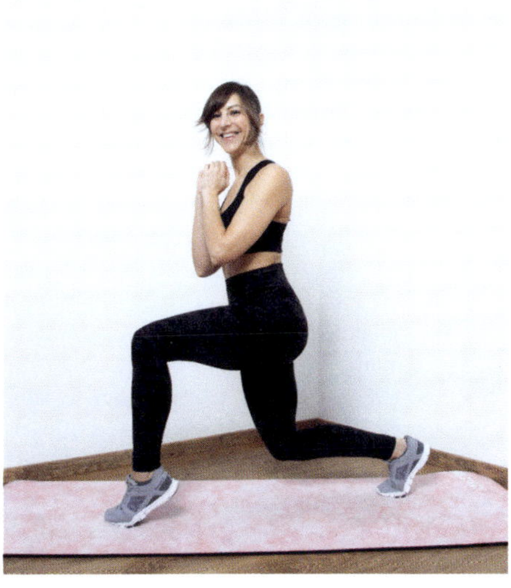

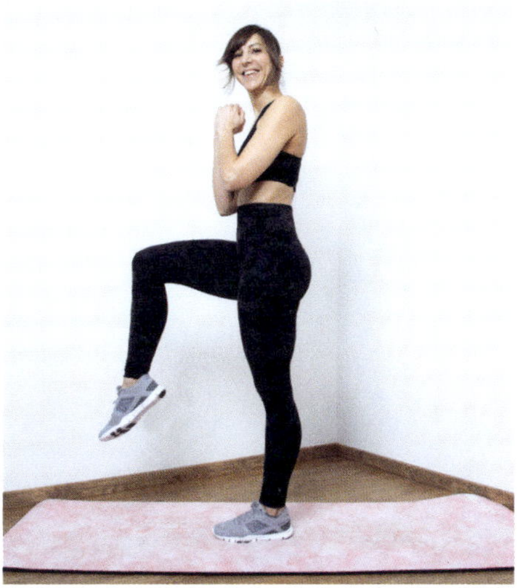

Confirmé : même exécution qu'en débutant mais, à la remontée, ajoutez une montée de genou de la jambe arrière.

Fente latérale

POSITION DE DÉPART

Debout, les jambes plus larges que le bassin, les pieds légèrement tournés vers l'extérieur.

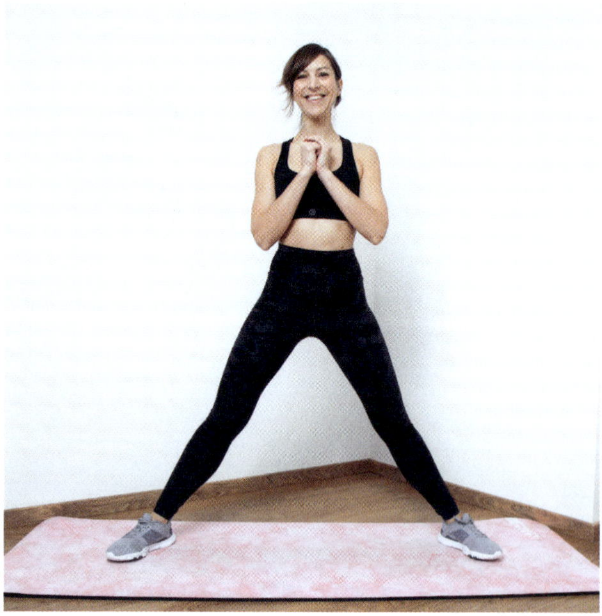

ET… ACTION !

Débutant : inspirez, expirez et pliez le genou droit en poussant les fessiers vers l'arrière et en amenant le buste légèrement vers l'avant. Puis redressez-vous et changez de côté.

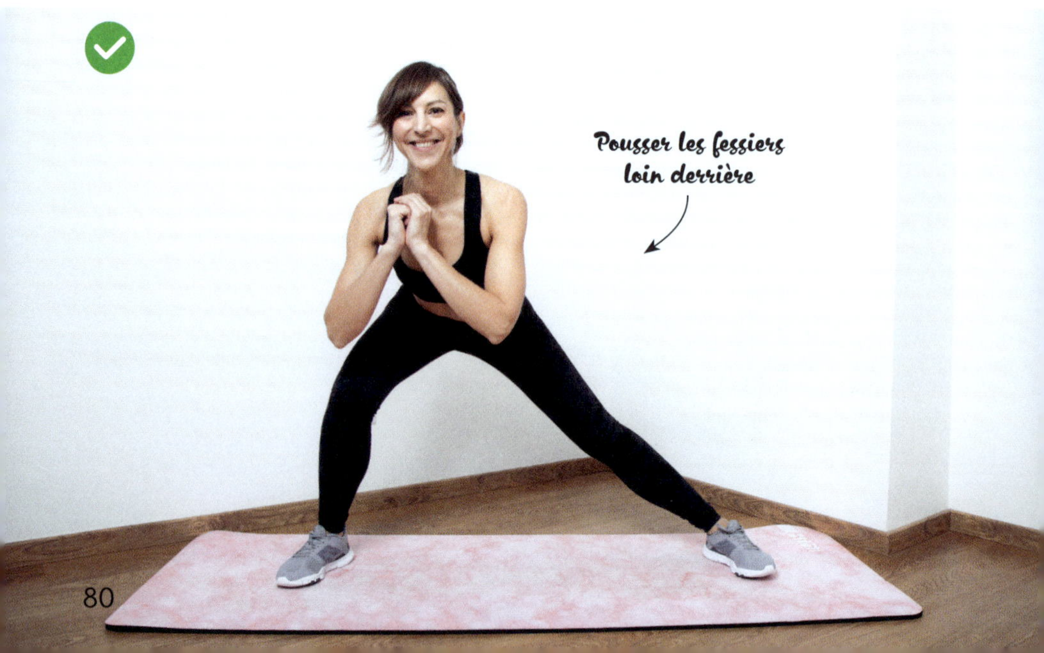

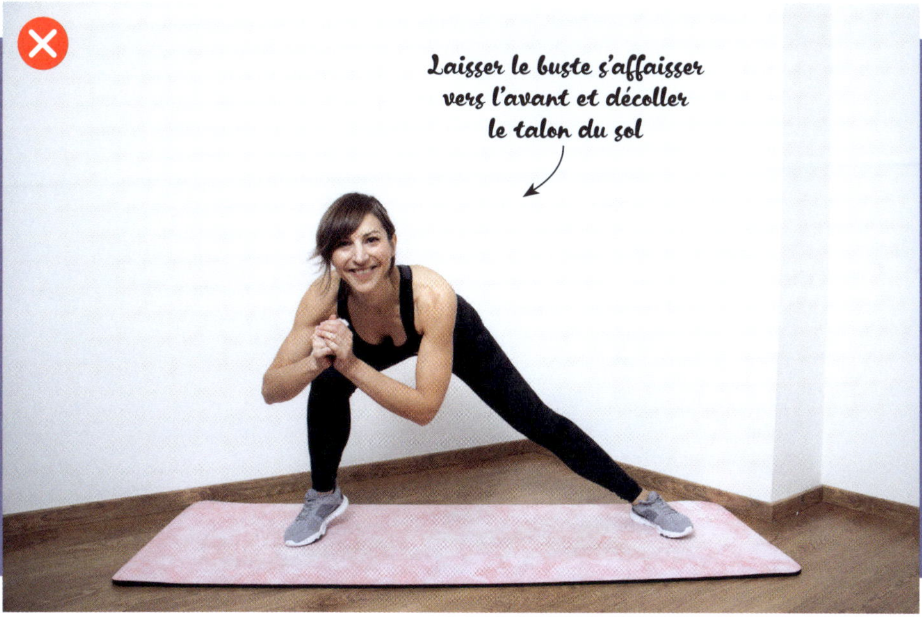
Laisser le buste s'affaisser
vers l'avant et décoller
le talon du sol

Le petit plus

Cherchez les sensations au niveau des adducteurs et de la jambe d'appui.

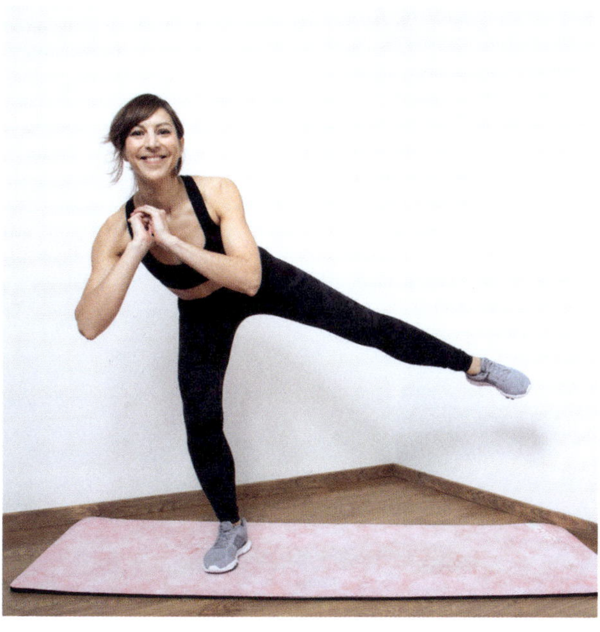

NIVEAUX

Intermédiaire et confirmé : même exécution qu'en débutant, mais ajoutez une élévation de la jambe qui se tend, puis revenez en position de départ.

Fente croisée

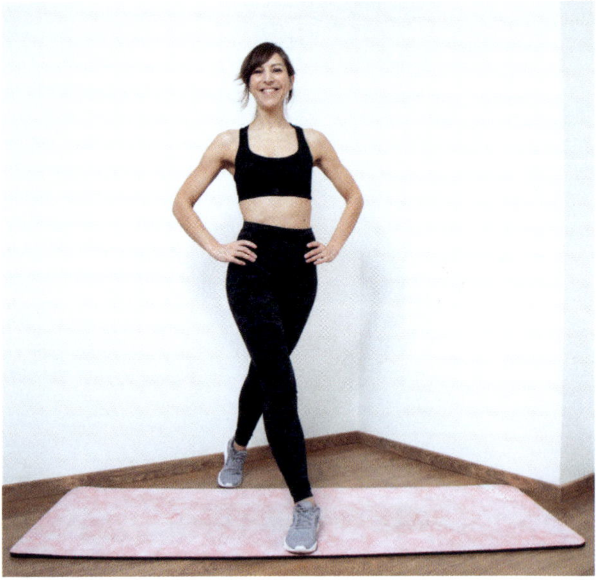

POSITION DE DÉPART

Debout, en auto-grandissement, un pied devant, l'autre pied légèrement en diagonale et croisé derrière la jambe de devant.

ET… ACTION !

Débutant : inspirez, expirez et pliez les genoux, puis revenez en position de départ.

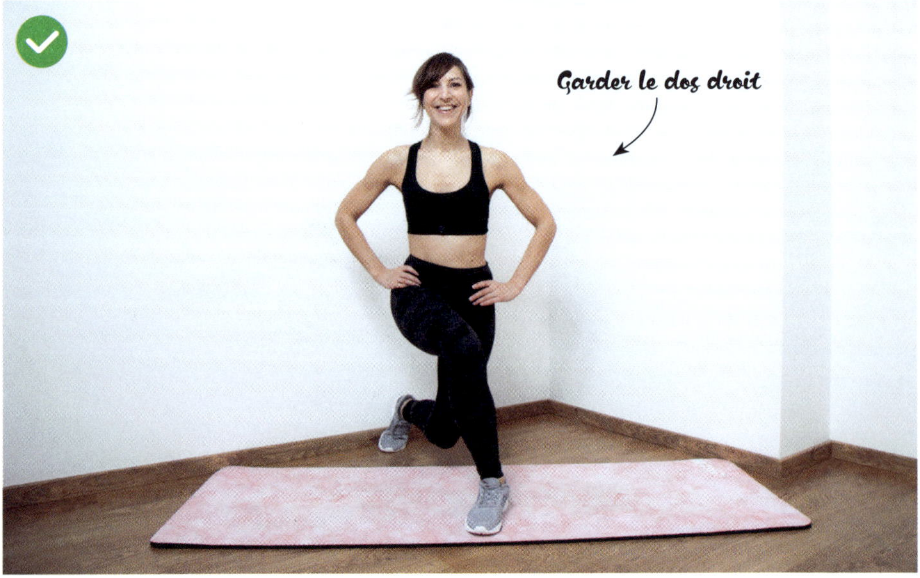

NIVEAUX

Intermédiaire :
même exécution qu'en débutant, mais une fois en bas, décollez le talon avant.

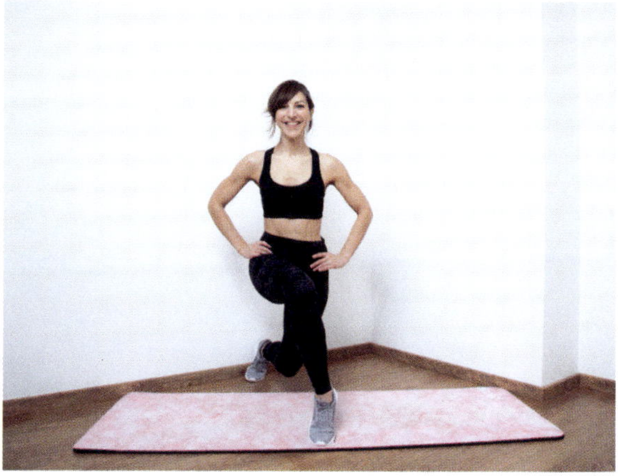

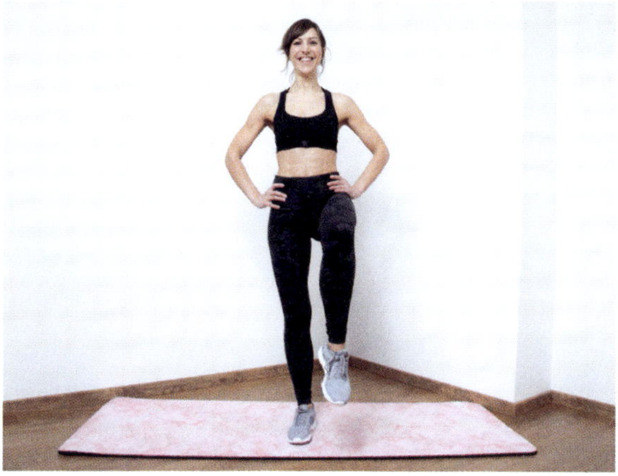

Confirmé : même exécution qu'en débutant mais, à la remontée, ajoutez une montée de genou de la jambe arrière.

Le petit plus
Ancrer le talon avant dans le sol.

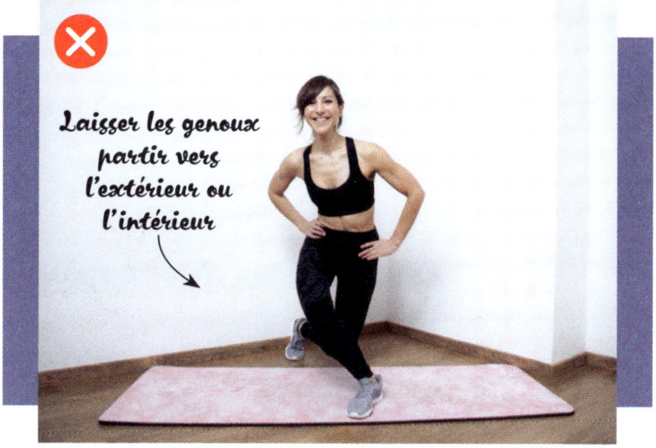

Pont

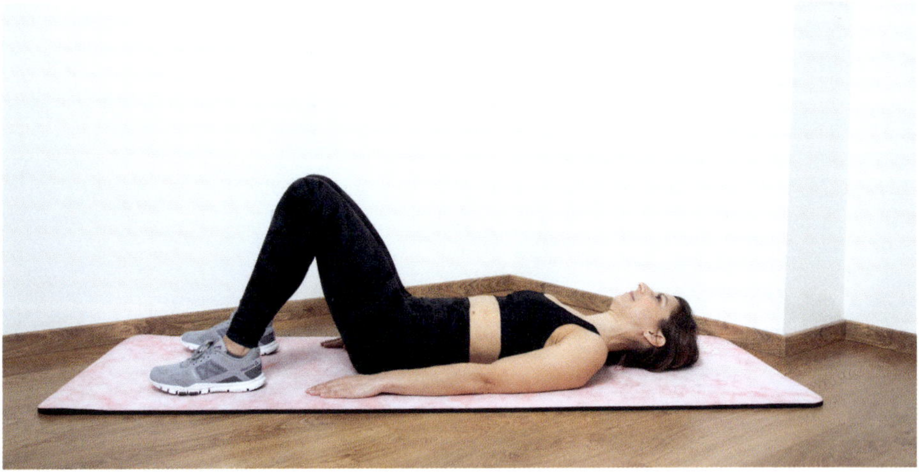

POSITION DE DÉPART

Allongé sur le dos, les bras le long du corps, les genoux pliés. Les jambes sont écartées de la largeur du bassin.

ET... ACTION !

Débutant : inspirez, expirez et montez les fessiers en gardant les talons ancrés dans le sol et les omoplates dans le tapis. Puis redescendez. Gardez les fessiers contractés tout au long du mouvement ainsi que le ventre rentré.

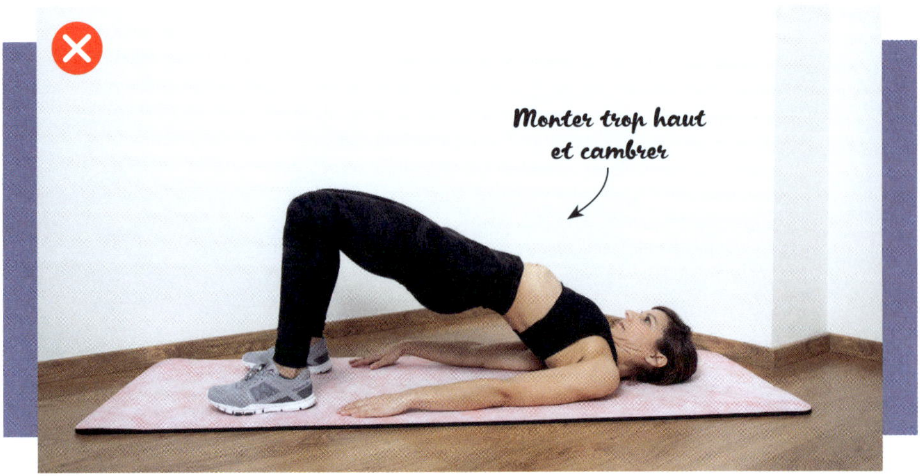

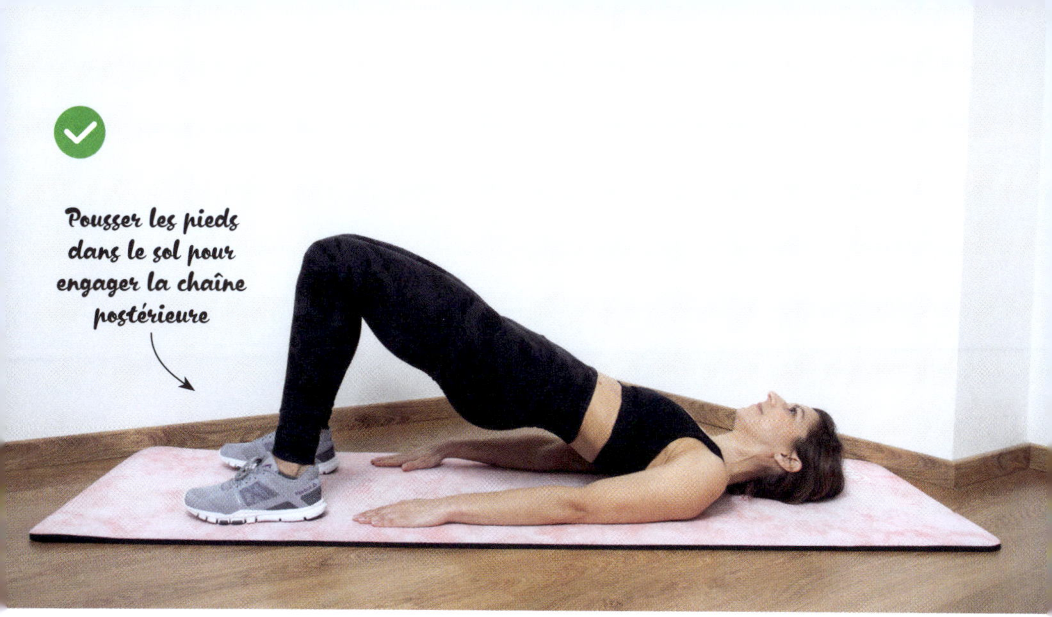
Pousser les pieds dans le sol pour engager la chaîne postérieure

NIVEAUX

Intermédiaire : même exécution qu'en débutant, mais restez en appui sur les demi-pointes.

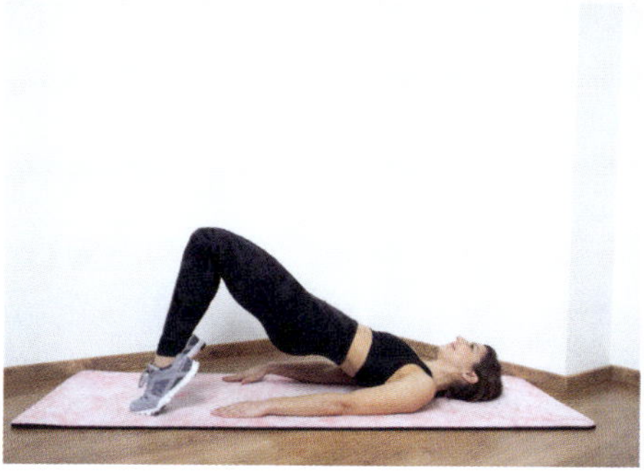

Le petit plus

Contractez bien les fessiers pour monter avec vos membres inférieurs sans à-coups avec votre dos.

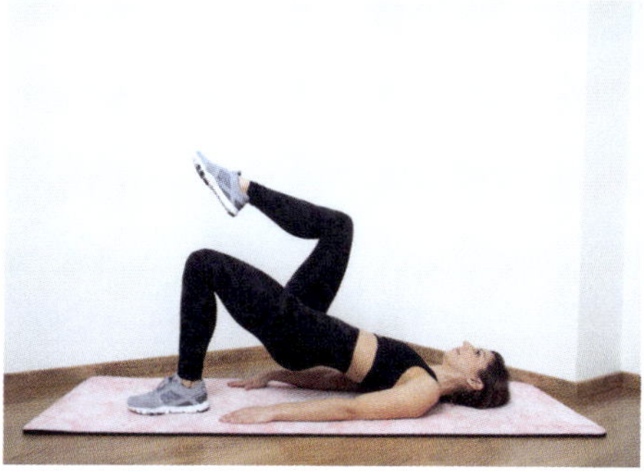

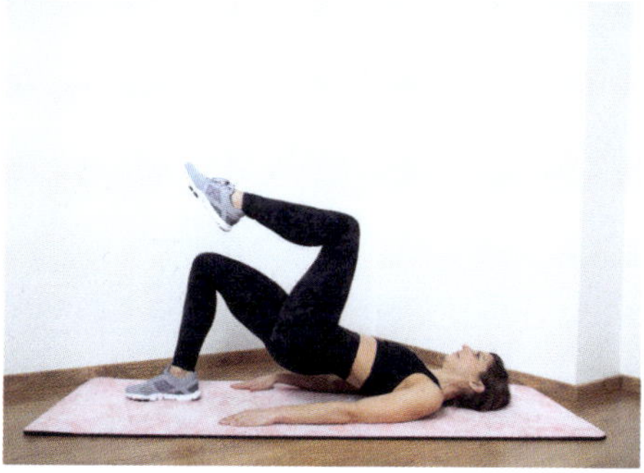

Confirmé : même exécution qu'en débutant, mais une fois en haut, ramenez en alternance un genou après l'autre à la poitrine en maintenant les fessiers en haut et contractés, puis revenez en position de départ.

Pont sur une jambe

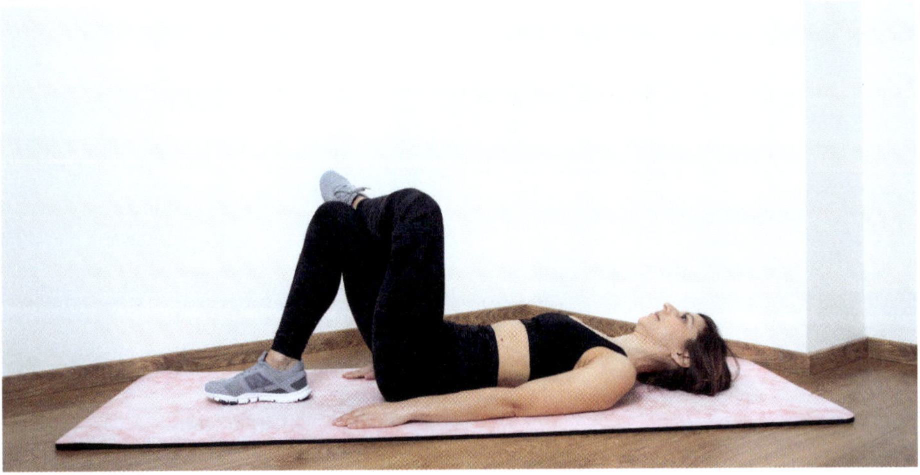

POSITION DE DÉPART

Allongé sur le dos, les bras le long du corps, les genoux pliés. Les jambes sont écartées de la largeur du bassin. Le pied gauche est posé sur le genou droit.

ET... ACTION !

Débutant : inspirez, expirez et montez les fessiers en gardant les talons ancrés dans le sol et les omoplates dans le tapis. Puis redescendez. Gardez les fessiers contractés tout au long du mouvement et le ventre rentré.

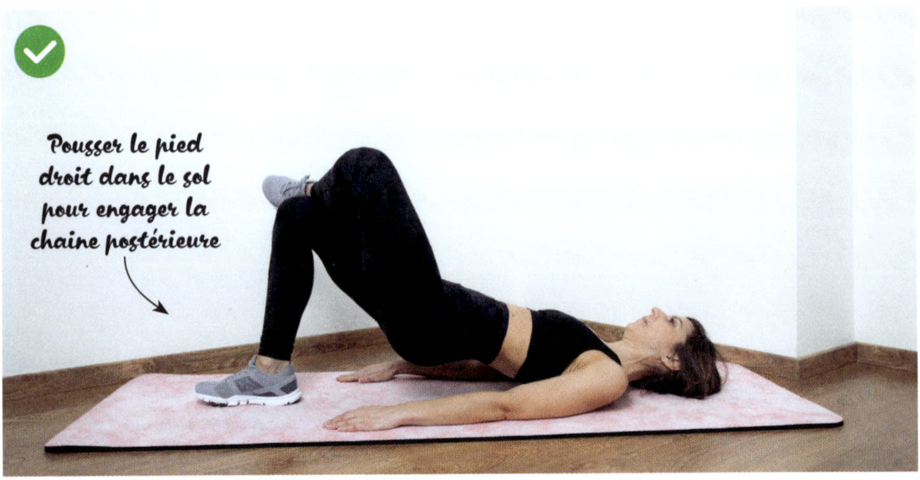
Pousser le pied
droit dans le sol
pour engager la
chaine postérieure

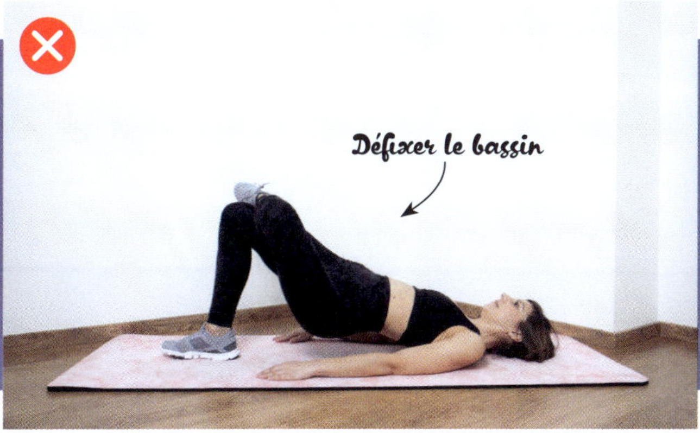

Le petit plus

Pensez à toujours commencer par votre jambe la moins forte en premier.

NIVEAUX

Intermédiaire :
même mouvement qu'en débutant, mais la jambe gauche est semi-pliée vers le plafond.

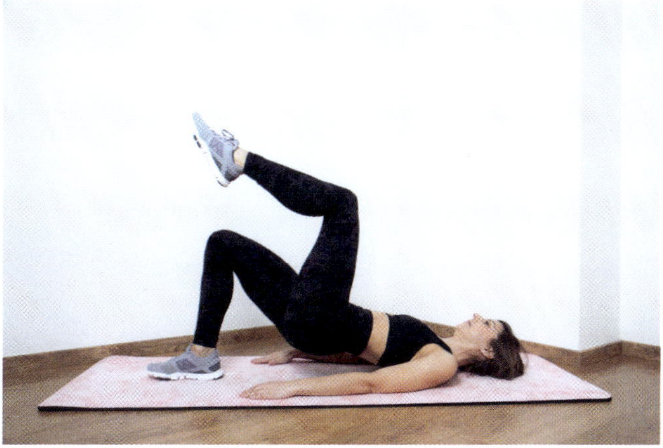

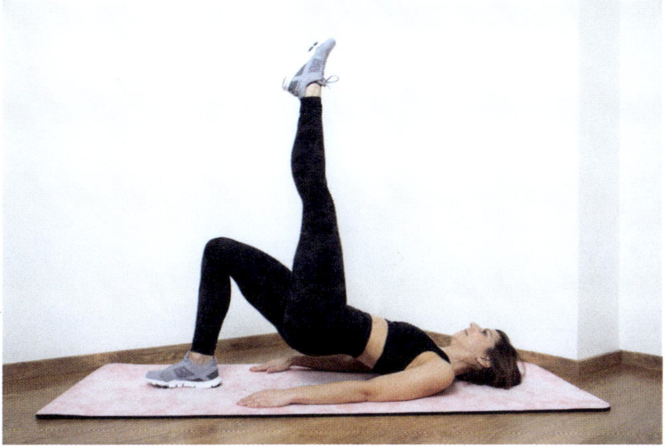

Confirmé :
même mouvement qu'en débutant, mais la jambe gauche est tendue vers le plafond.

Coquillage

POSITION DE DÉPART

Couché sur le côté, tête posée dans l'alignement de la colonne vertébrale. Les jambes sont pliées et serrées en demi-flexion de hanche.

ET... ACTION !

Débutant : inspirez, expirez et décollez la jambe du dessus en gardant les deux pieds ensemble.

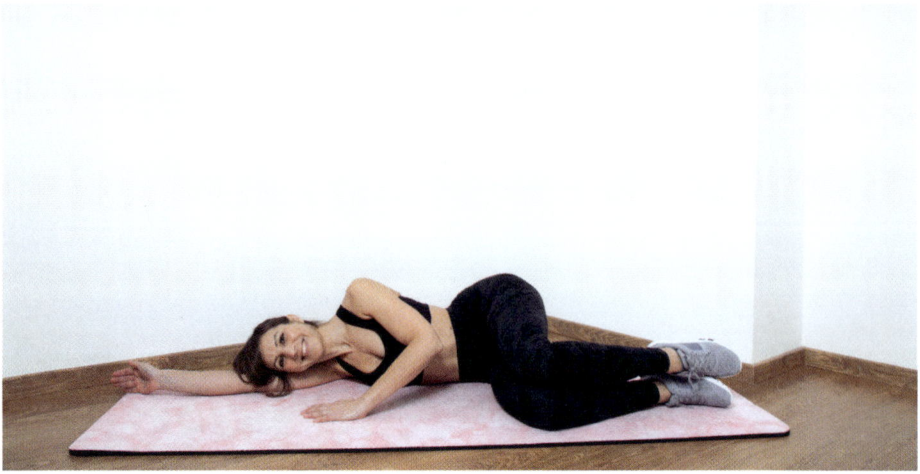

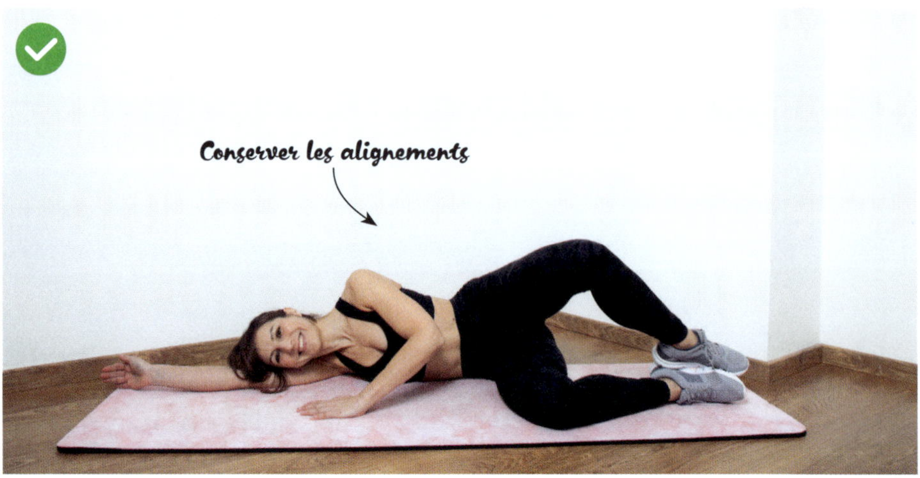

Le petit plus

Rien ne bouge à part la jambe.

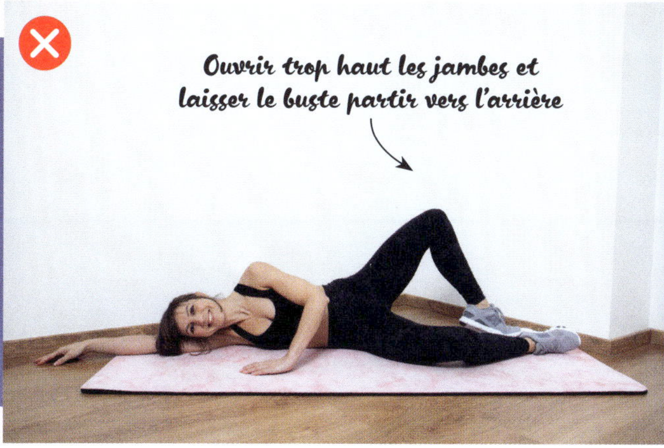
Ouvrir trop haut les jambes et laisser le buste partir vers l'arrière

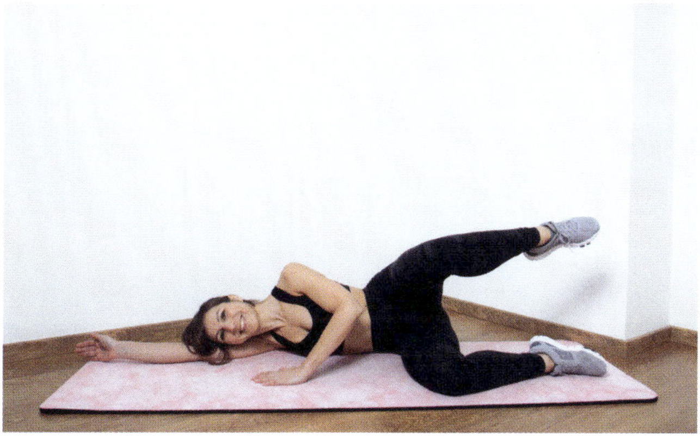

NIVEAUX

Intermédiaire : même mouvement que le débutant, mais le pied du dessus décolle du pied du dessous qui lui reste au sol.

Confirmé : même mouvement que l'intermédiaire, mais une fois la jambe décollée, ajoutez une extension de la jambe puis repliez et revenez en position de départ.

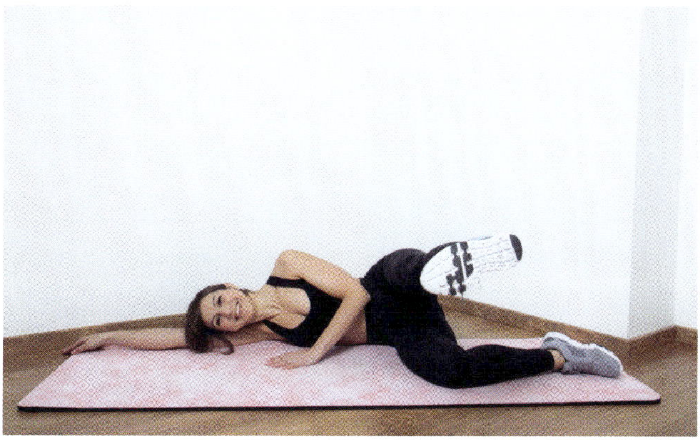

Fire hydrant

POSITION DE DÉPART

En quadrupédie, les genoux au sol et les mains sous les épaules. Le centre est engagé.

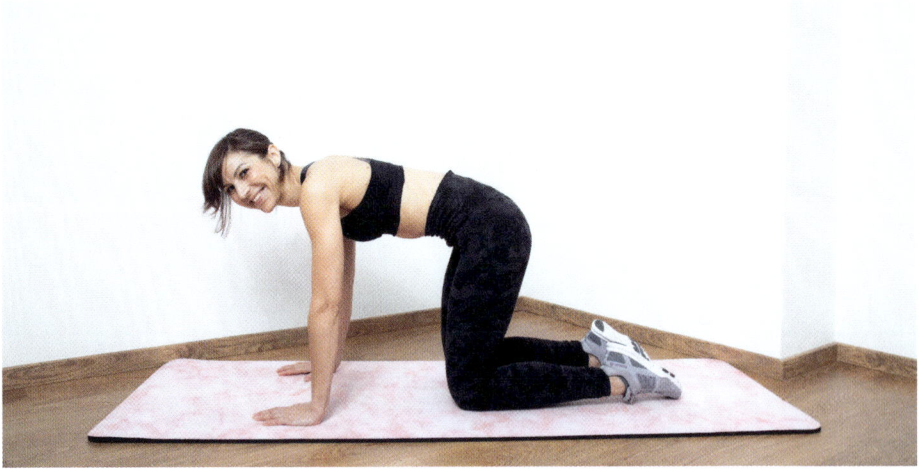

ET... ACTION !

Débutant : inspirez, expirez et levez la jambe gauche en angle droit sur le côté, puis revenez en position de départ.

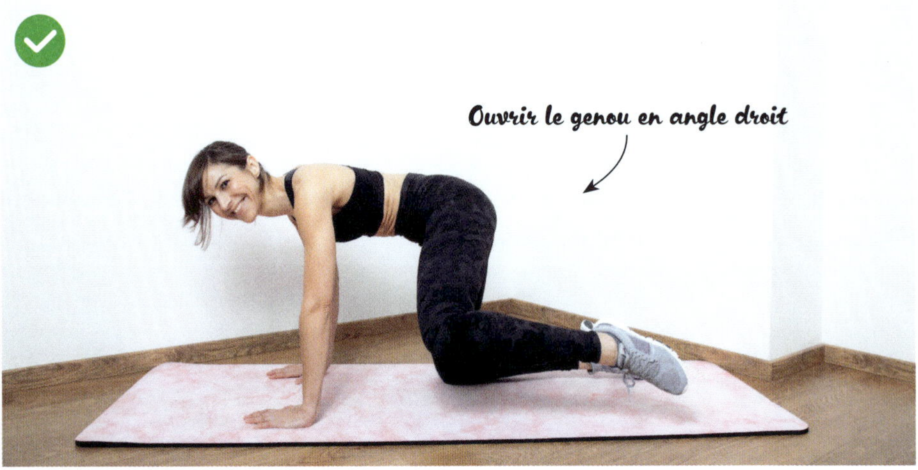

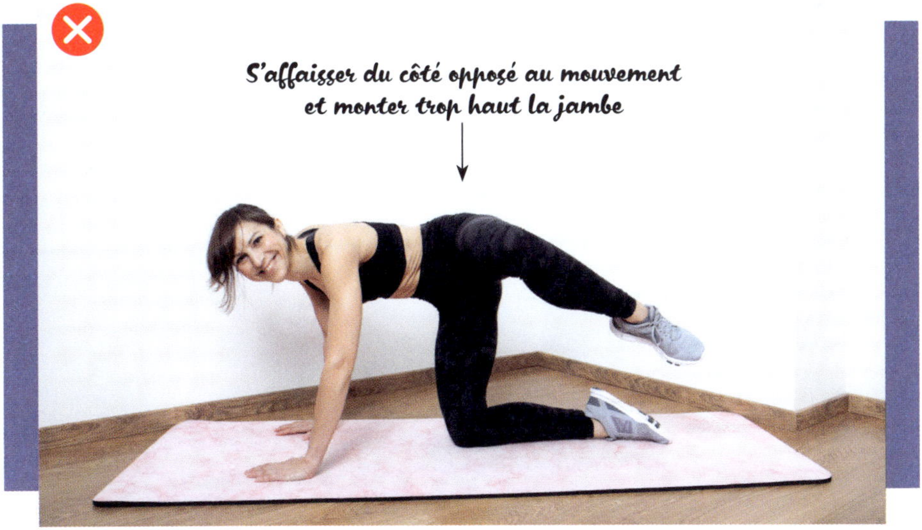
S'affaisser du côté opposé au mouvement
et monter trop haut la jambe

Le petit plus

Conservez le même bassin fixe.

NIVEAUX

Intermédiaire et confirmé : même chose qu'en débutant, mais ajoutez une extension une fois en haut et revenez.

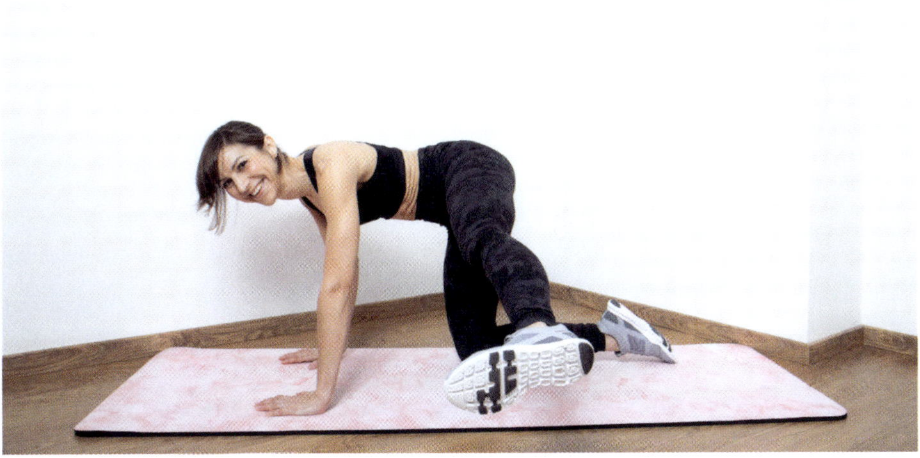

Donkey kick

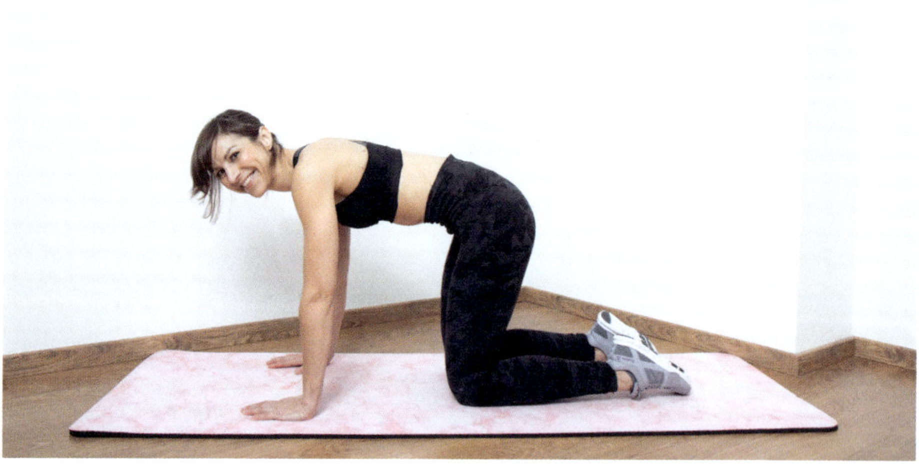

POSITION DE DÉPART

En quadrupédie, les genoux au sol et les mains sous les épaules. Le centre est engagé.

ET... ACTION !

Débutant : inspirez, expirez et amenez la jambe droite pliée vers le plafond, puis revenez en position de départ.

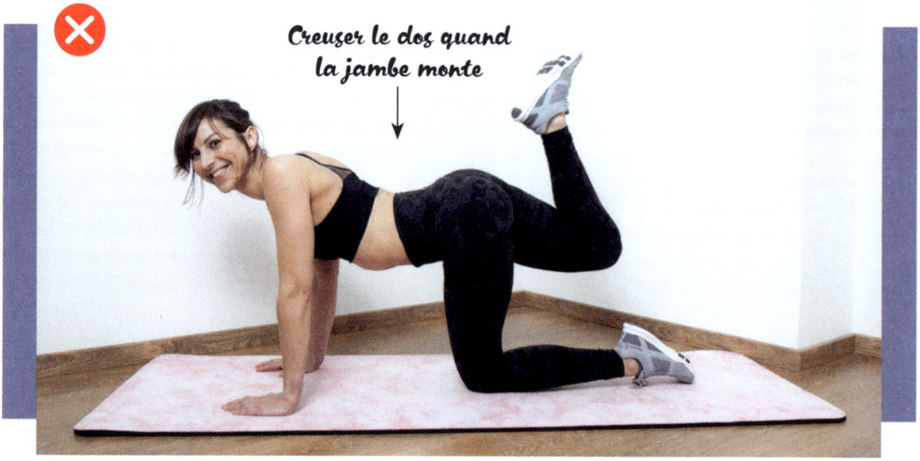

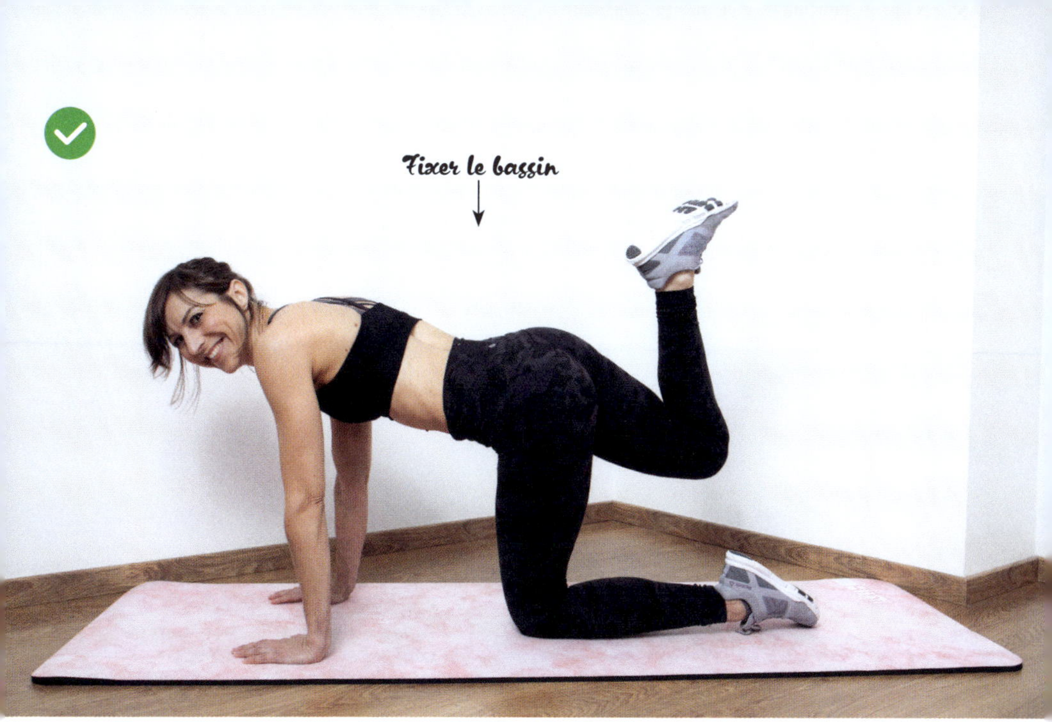

NIVEAUX

Intermédiaire et confirmé : même exercice qu'en débutant, mais une fois en haut, ajoutez une extension de la jambe, puis repliez-la et revenez en position de départ.

Le petit plus

Si les poignets sont fragiles, vous pouvez effectuer ce mouvement sur les avant-bras.

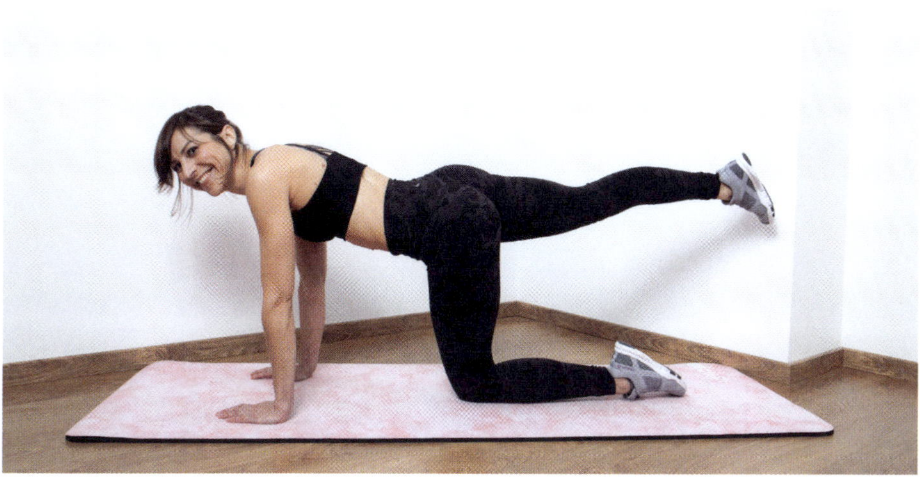

Adducteurs en couché costal

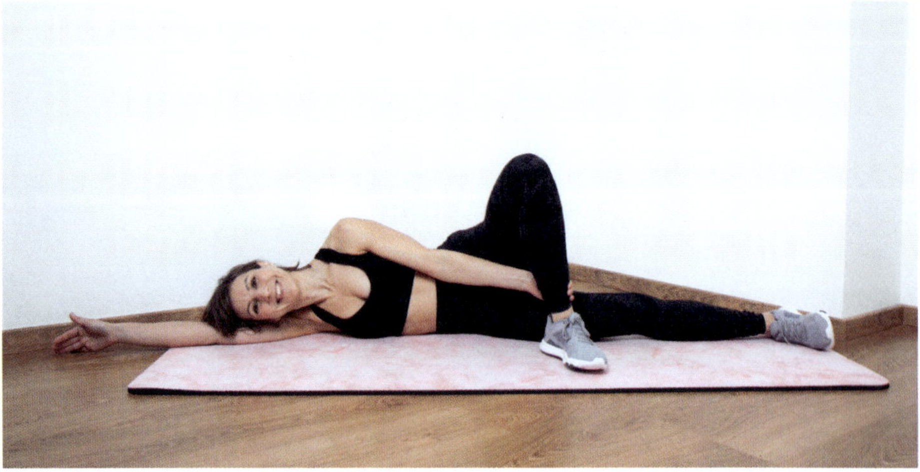

POSITION DE DÉPART

Allongé sur le côté, la jambe de terre tendue au sol, la jambe du dessus pliée et le genou pointant vers le plafond. Attrapez votre cheville par l'intérieur.

Le petit plus

Rien ne bouge à part la jambe du dessous.

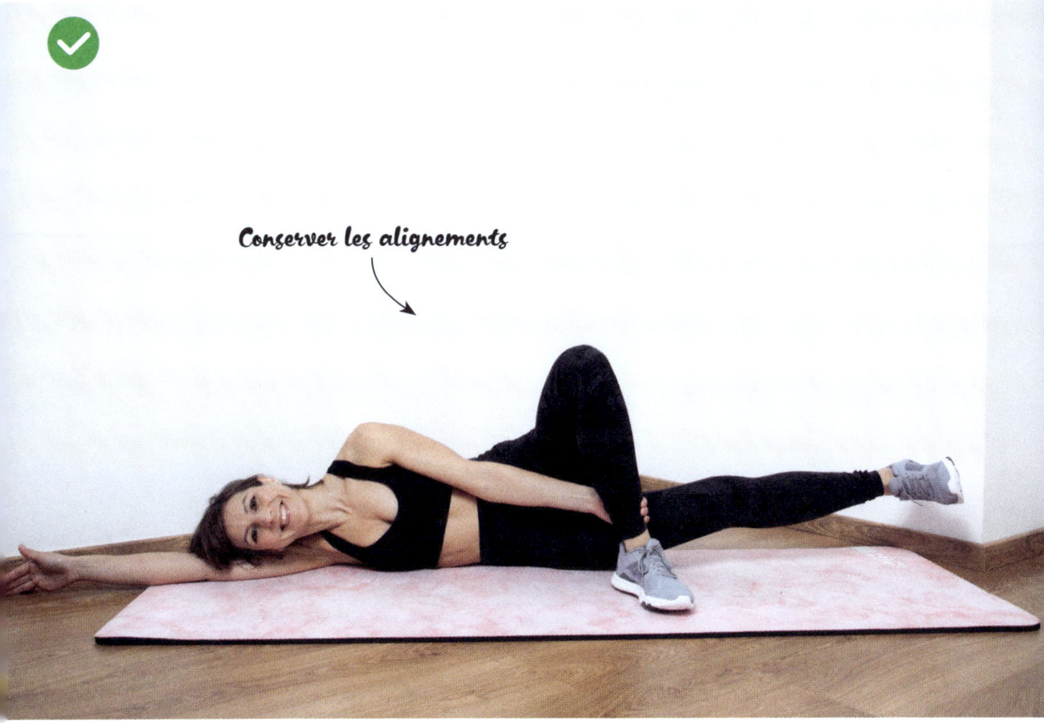
Conserver les alignements

ET… ACTION !

Tous niveaux : inspirez, expirez et décollez la jambe du dessous.

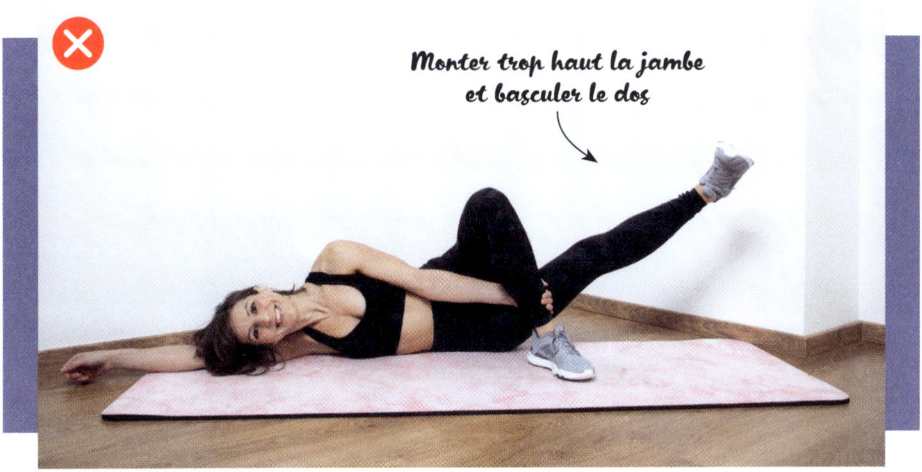
Monter trop haut la jambe
et basculer le dos

Abducteurs en couché costal

POSITION DE DÉPART

Couché sur le côté, les bras tendus, la tête posée dans l'alignement de la colonne vertébrale. La jambe du dessous est pliée et celle du dessus tendue.

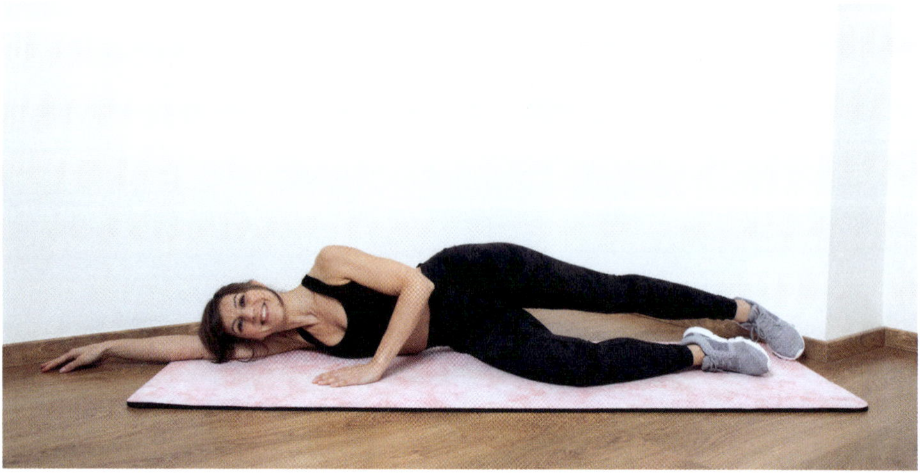

Le petit plus

Rien ne bouge à part la jambe du dessus.

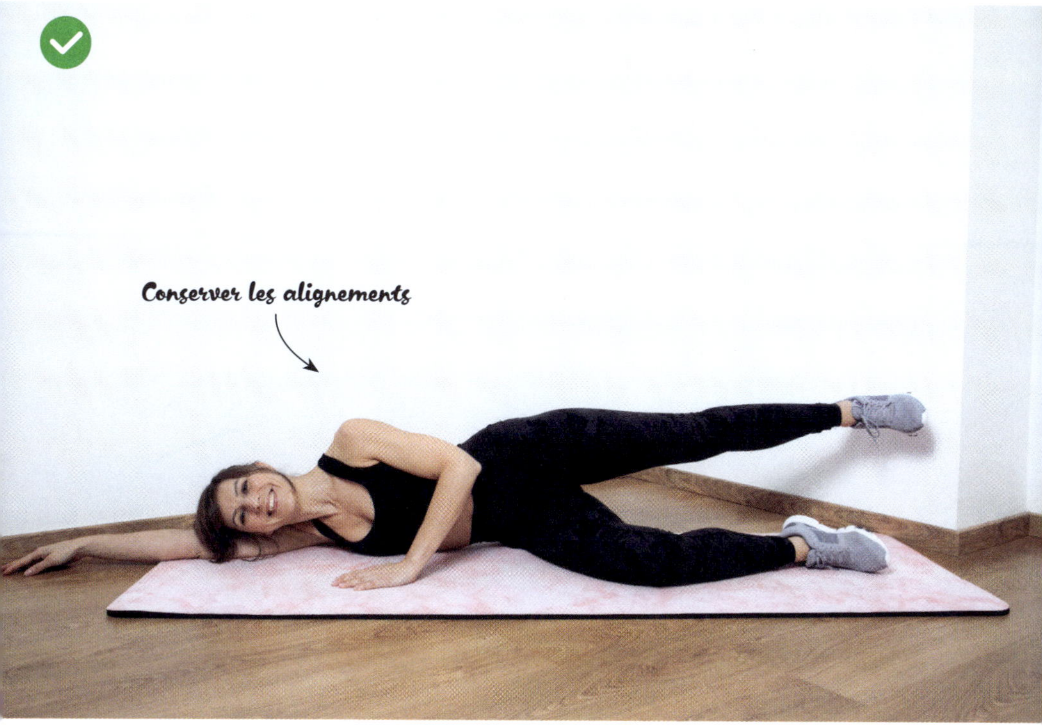
Conserver les alignements

ET... ACTION !

Tous niveaux : inspirez, expirez et décollez la jambe du dessus.

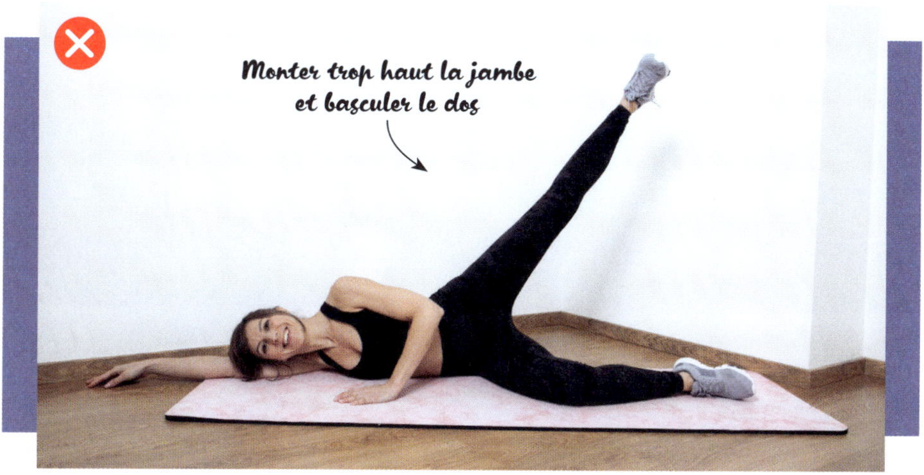
Monter trop haut la jambe
et basculer le dos

Extension fessiers sur le côté

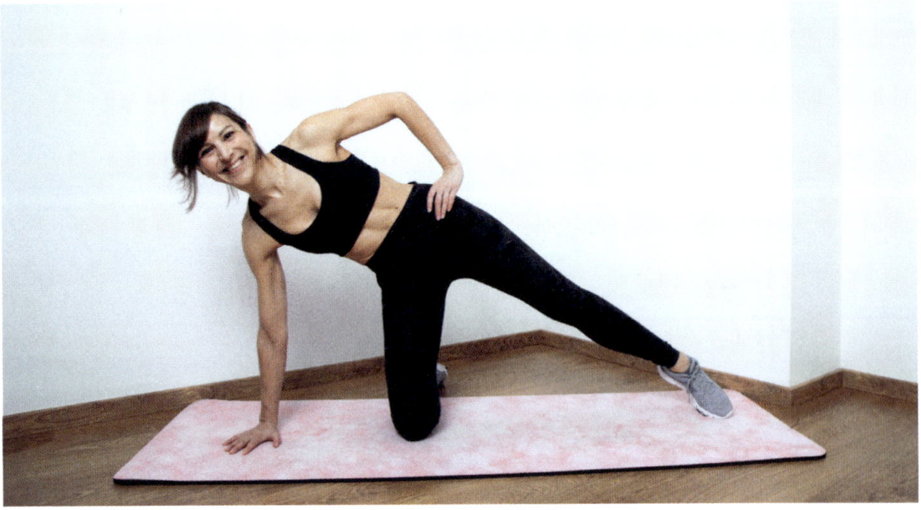

POSITION DE DÉPART

Sur le côté, en appui sur la main. La jambe du dessous est pliée, le genou au sol ; celle du dessus est tendue.

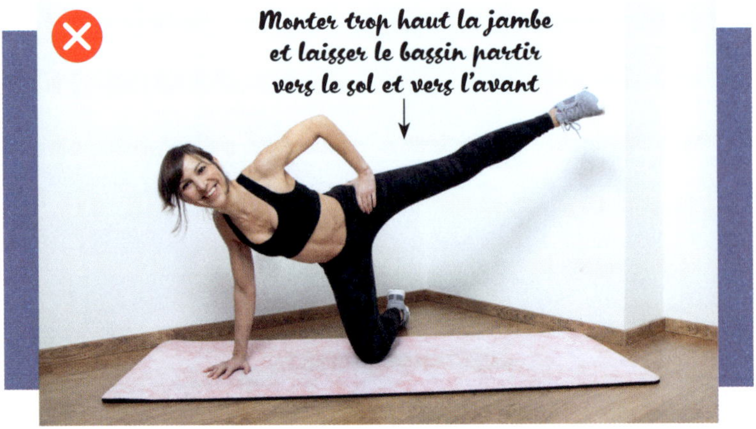
Monter trop haut la jambe
et laisser le bassin partir
vers le sol et vers l'avant

ET… ACTION !

Débutant : inspirez, expirez et montez la jambe du dessus, puis revenez en position de départ.

Le petit plus

Vous pouvez surélever votre main sur une brique ou une pile de livres si vous avez besoin.

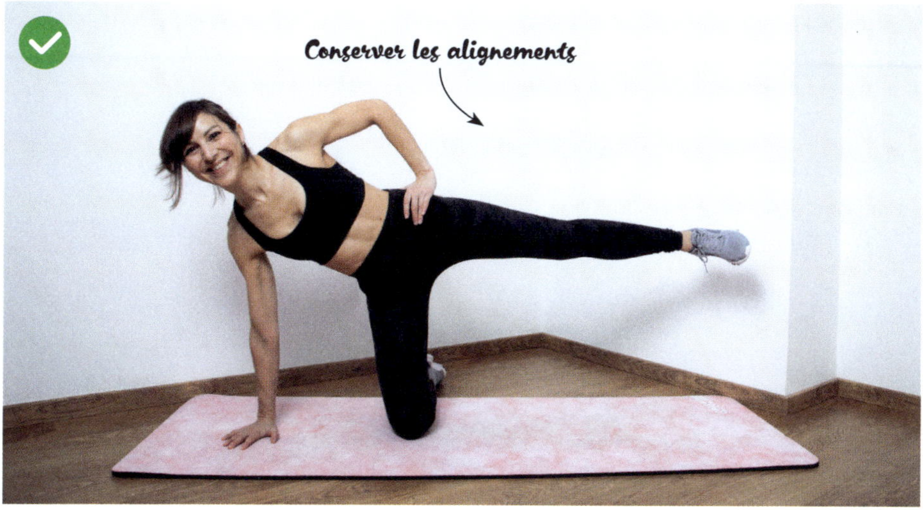

NIVEAUX

Intermédiaire et confirmé : même exécution qu'en débutant, mais une fois la jambe décollée, ajoutez une flexion du genou vers la poitrine puis revenez en position de départ.

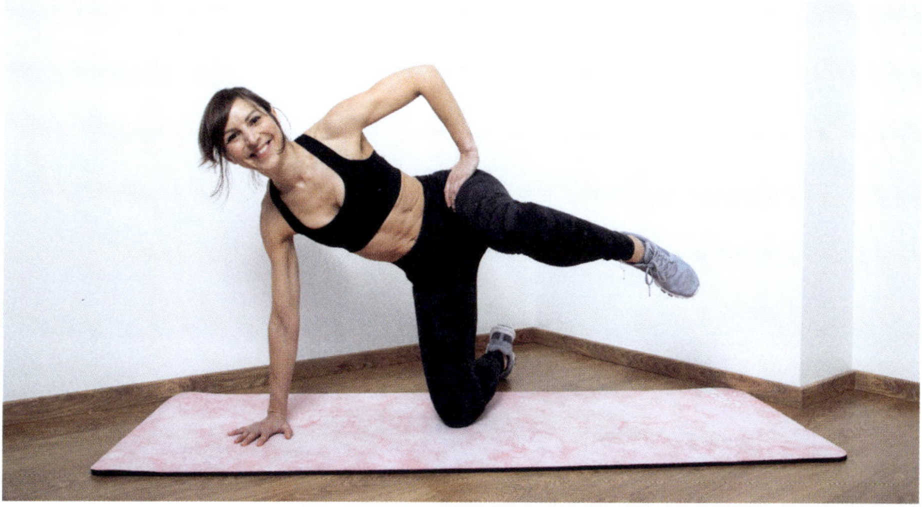

Extension fessiers debout

POSITION DE DÉPART

Debout en auto-grandissement, un pied devant et l'autre derrière sur demi-pointe. Les jambes sont tendues.

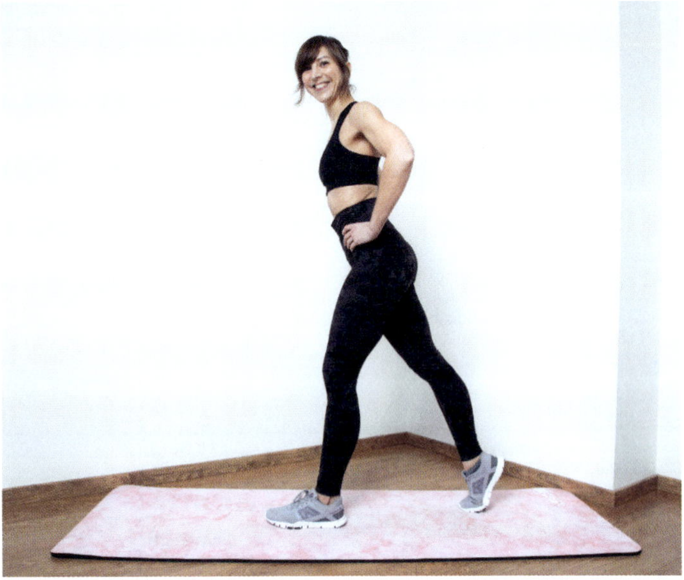

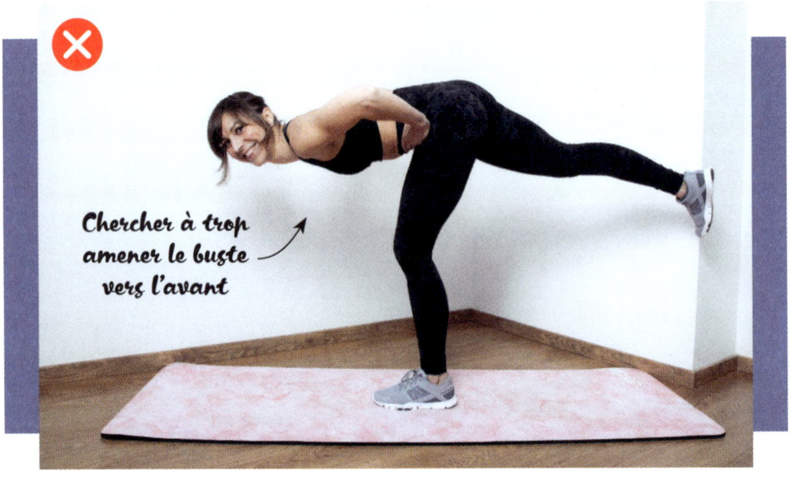

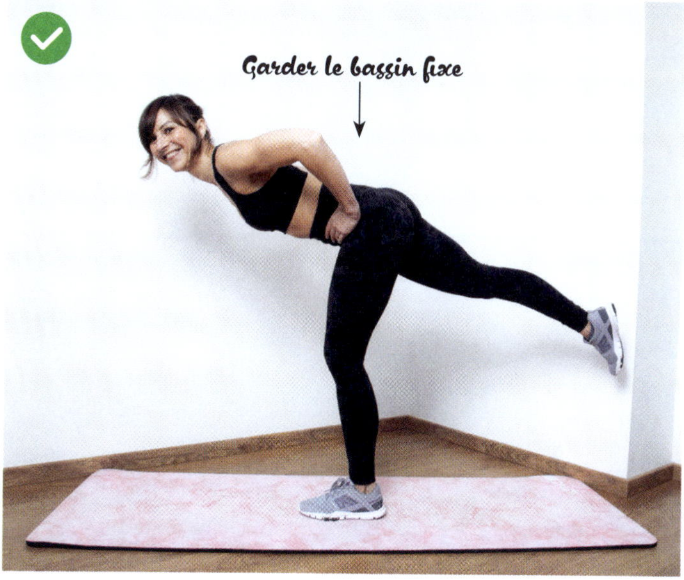

Le petit plus

Cherchez l'opposition sommet du crâne qui s'allonge devant VS pointe de pied qui s'étire derrière.

ET... ACTION !

Débutant : inspirez, expirez et basculez le buste vers l'avant de façon à décoller la jambe arrière du sol.

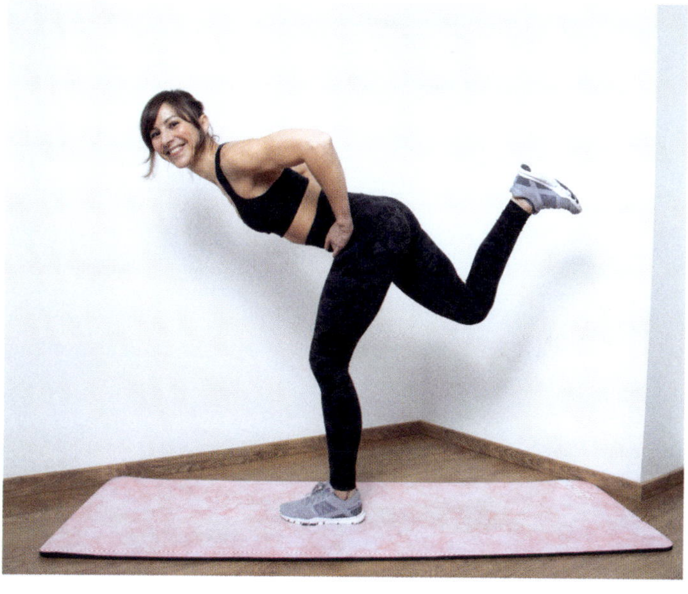

NIVEAUX

Intermédiaire et confirmé : même exécution qu'en débutant, mais une fois la jambe arrière décollée, ajoutez une flexion du genou en amenant le talon vers le fessier, puis revenez jambe tendue en position de départ.

Élévation latérale debout

POSITION DE DÉPART

Debout, les pieds serrés et en auto-grandissement.

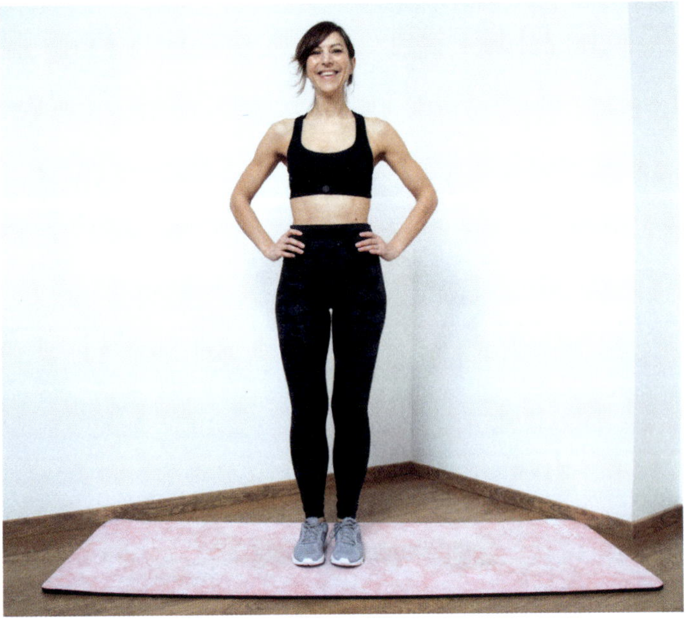

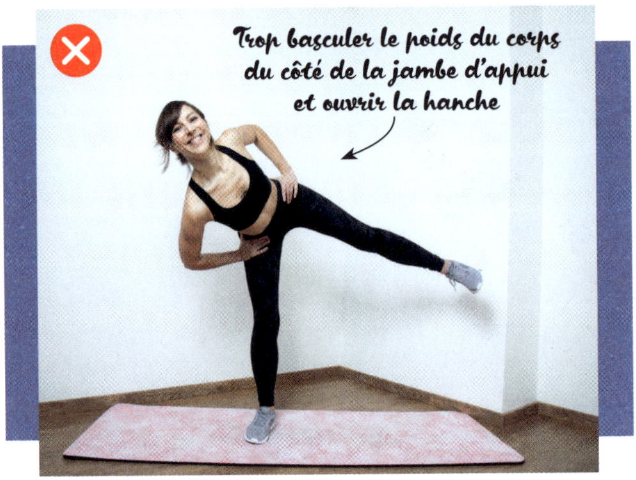
Trop basculer le poids du corps
du côté de la jambe d'appui
et ouvrir la hanche

Le petit plus

Cherchez à allonger la jambe plutôt qu'à la monter.

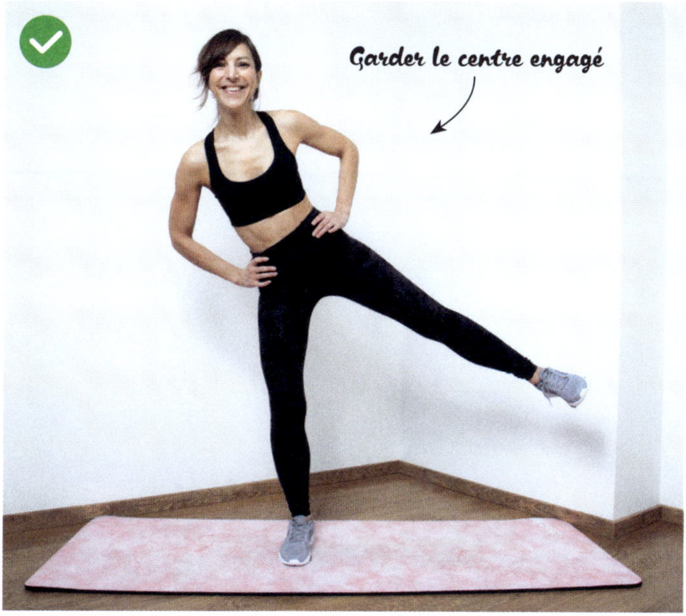

ET... ACTION !

Débutant : inspirez, expirez et levez la jambe gauche sur le côté, pas plus haut que la hanche. La jambe droite est légèrement pliée durant le mouvement. Puis revenez en position de départ.

NIVEAUX

Intermédiaire et confirmé : une fois la jambe montée, ajoutez une flexion du genou en amenant le talon vers le fessier, puis revenez jambe tendue et en position de départ.

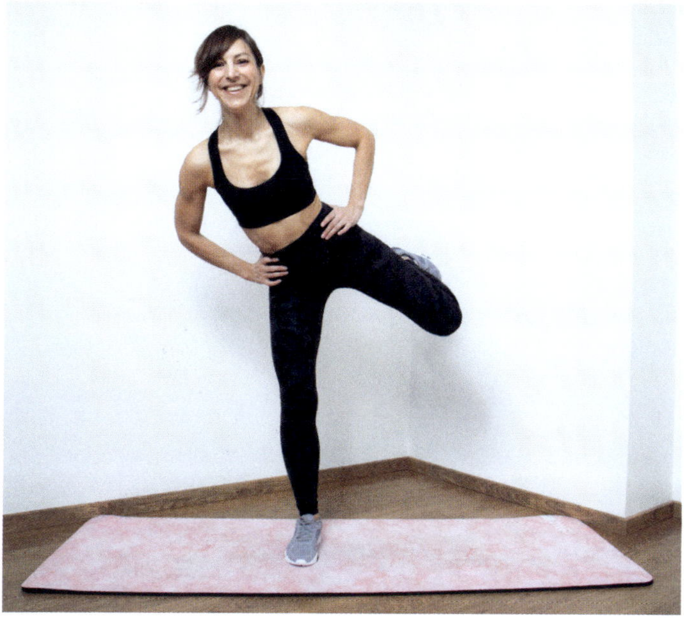

Burpee

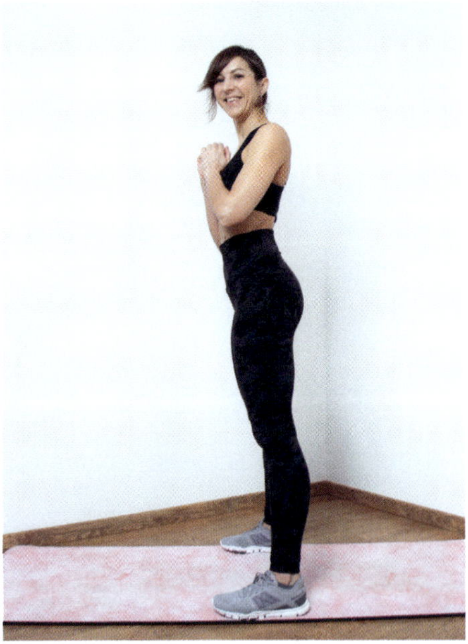

POSITION DE DÉPART

Debout, les pieds écartés de la largeur du bassin ou plus et en auto-grandissement.

ET... ACTION !

Débutant : fléchissez les jambes comme pour un squat. Posez les mains au sol devant vous et reculez un pied après l'autre, en gardant le dos bien droit. Puis replacez un pied après l'autre de chaque côté de vos mains de façon à vous redresser en pliant vos jambes, tout en conservant le dos bien droit. Les talons sont ancrés dans le sol.

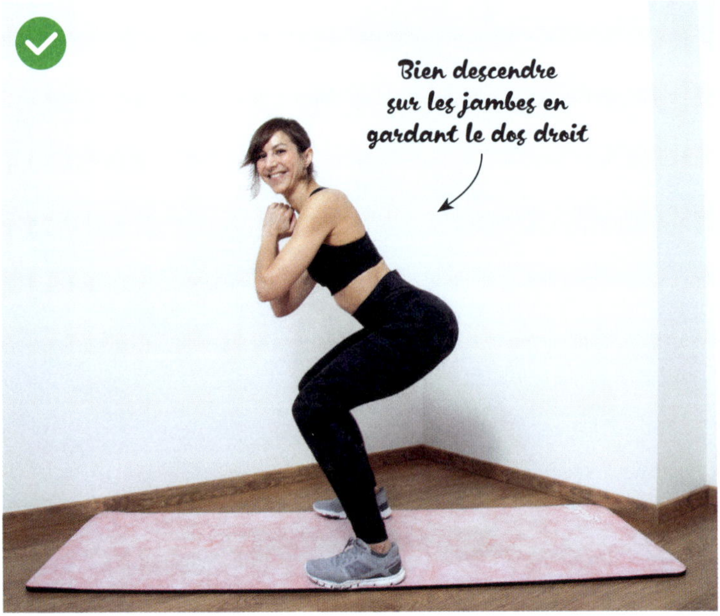
Bien descendre
sur les jambes en
gardant le dos droit

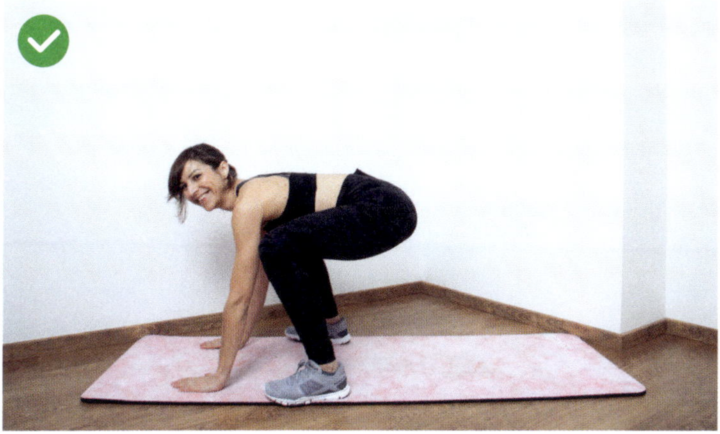

Le petit plus

Allez chercher le travail des cuisses.

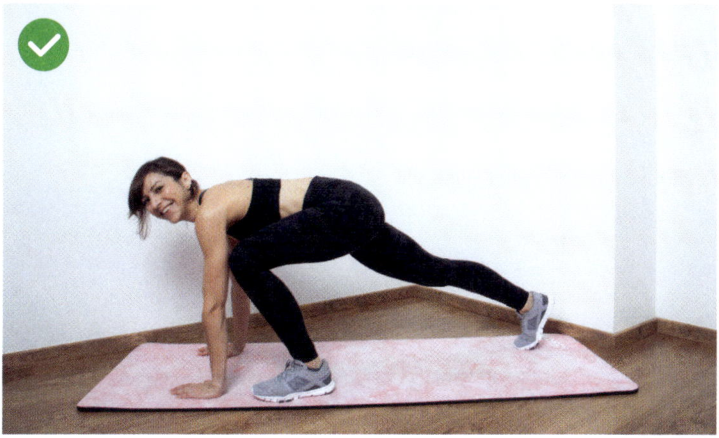

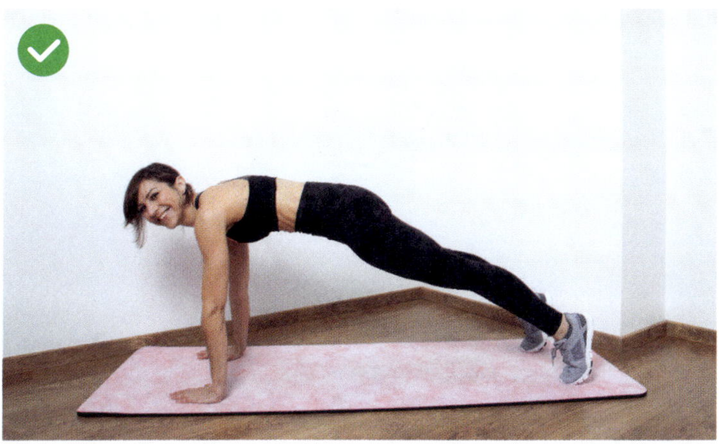

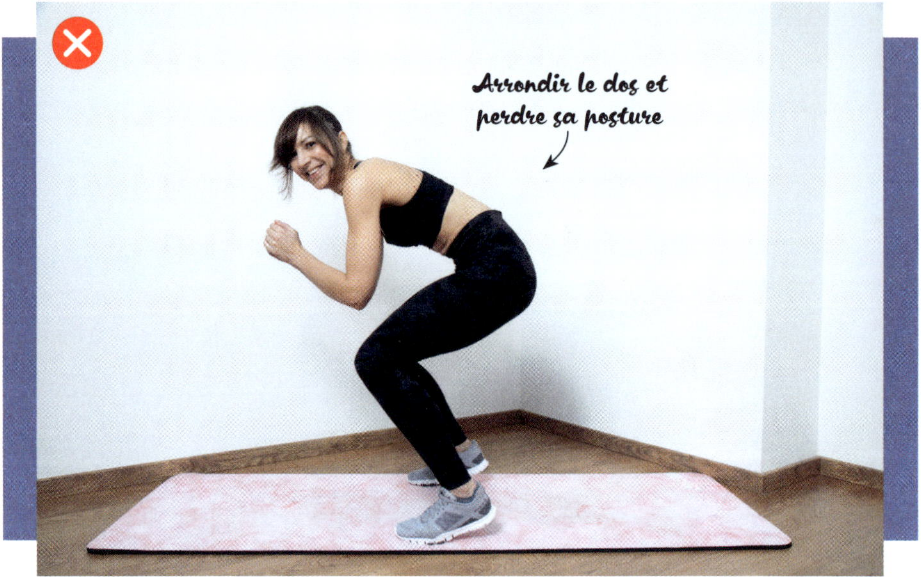
Arrondir le dos et
perdre sa posture

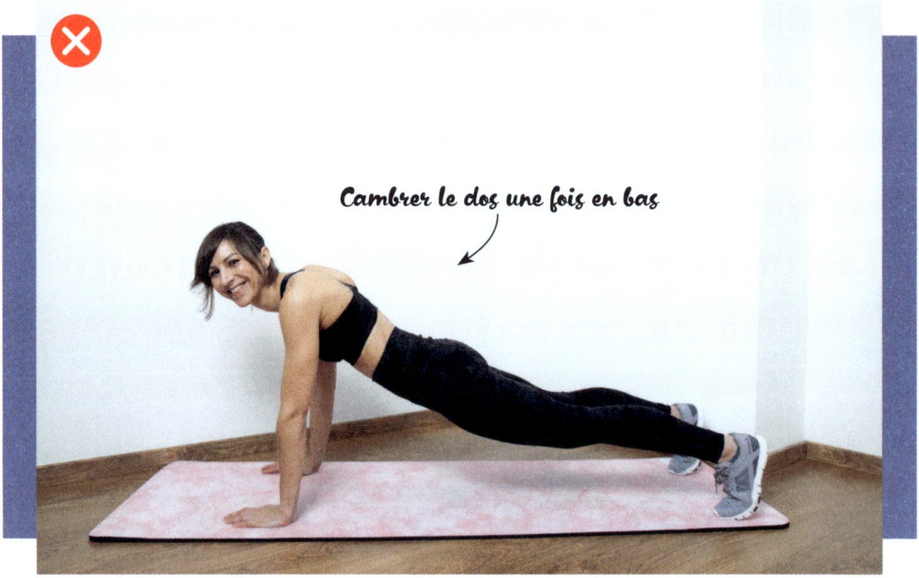
Cambrer le dos une fois en bas

NIVEAUX

Intermédiaire : même mouvement qu'en débutant, mais reculez les jambes en même temps en *jumpant*, puis revenez en position de départ en vous redressant.

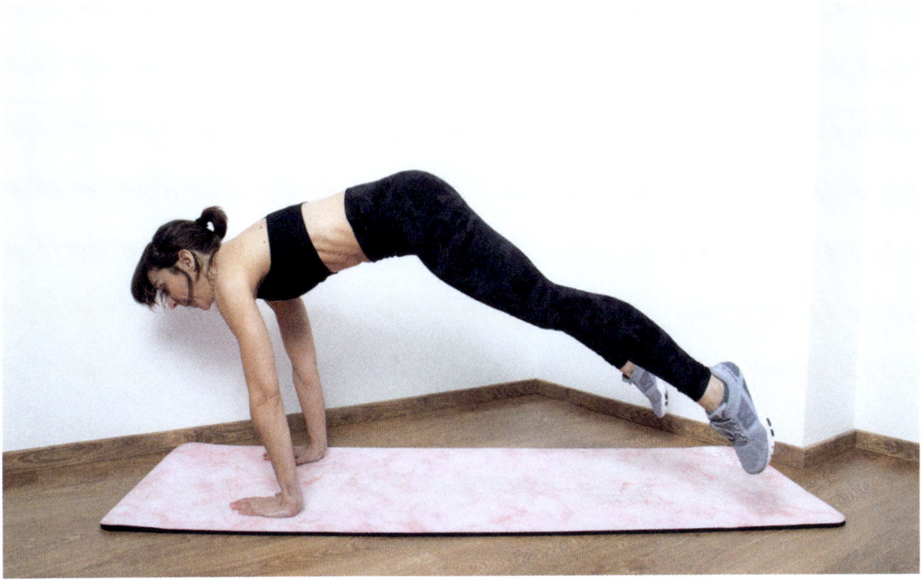

Confirmé : quand vous vous redressez, restez en position de squat, le dos bien droit (cela sollicite les cuisses ++).

Jumping jack

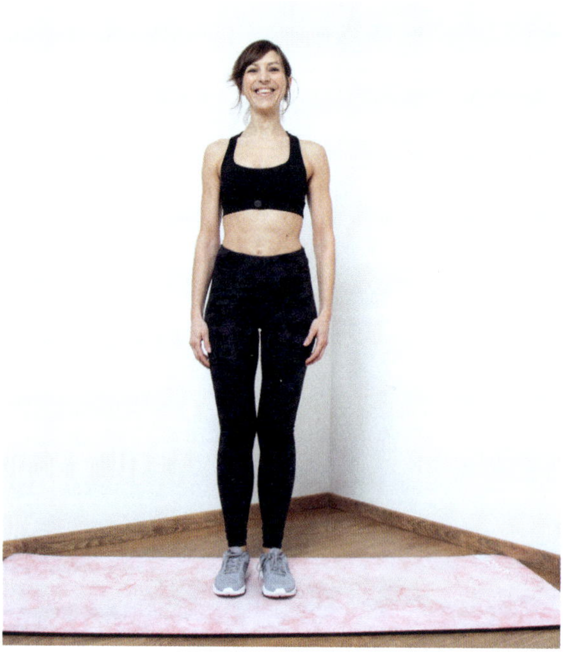

POSITION DE DÉPART

Debout, les pieds serrés et les bras le long du corps. Le centre est engagé.

Le petit plus

Ne vous écrasez pas au sol lors du jump et contrôlez votre poids de corps.

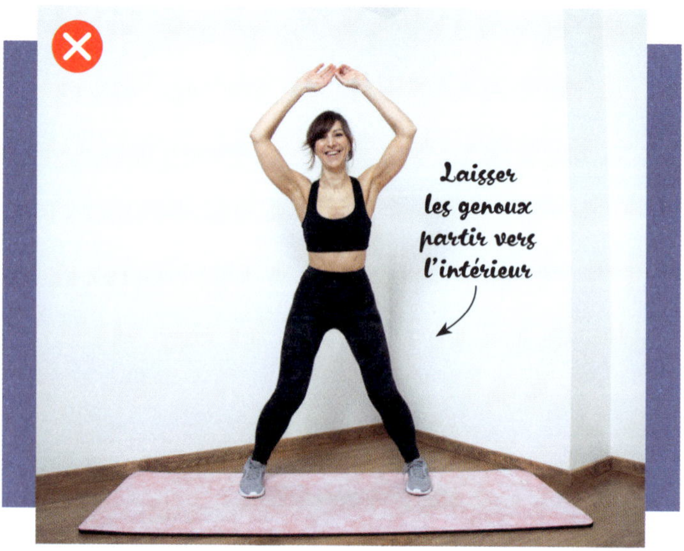

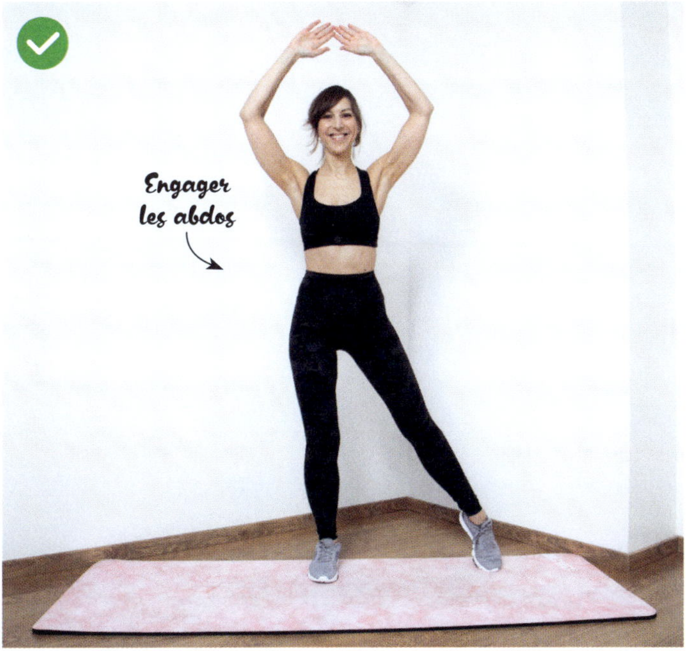

ET… ACTION !

Débutant : ouvrez le pied droit sur le côté et tapez la pointe au sol. Simultanément, montez les bras au-dessus de la tête puis revenez en position de départ. Alternez la droite et la gauche.

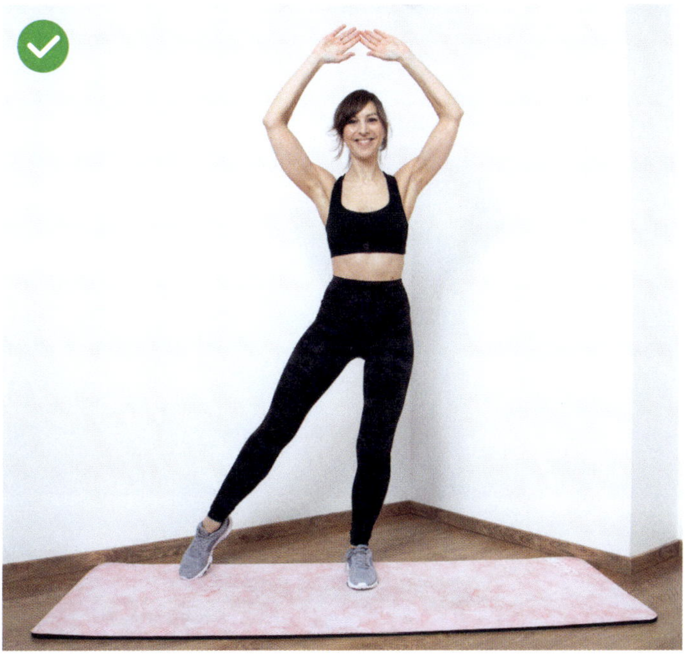

NIVEAUX

Intermédiaire :
même exécution qu'en débutant, mais en *jumpant* pour ouvrir simultanément les pieds sur le côté et en montant les bras au-dessus de la tête. Sautez de nouveau pour revenir en position initiale.

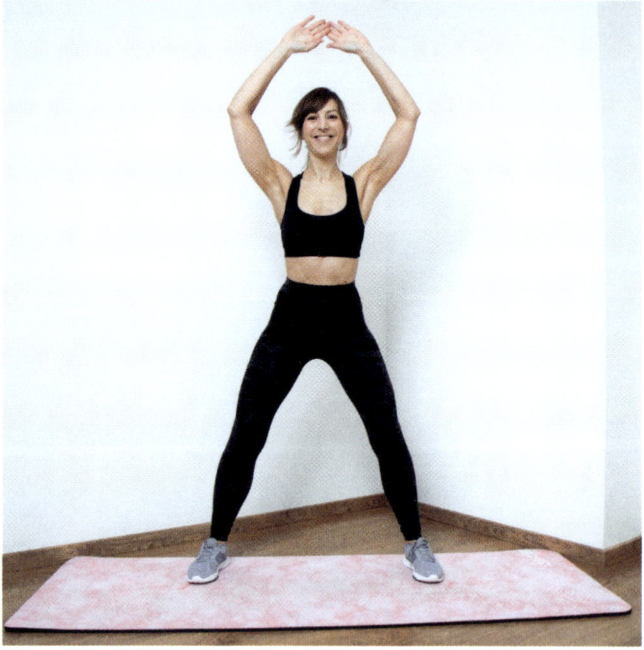

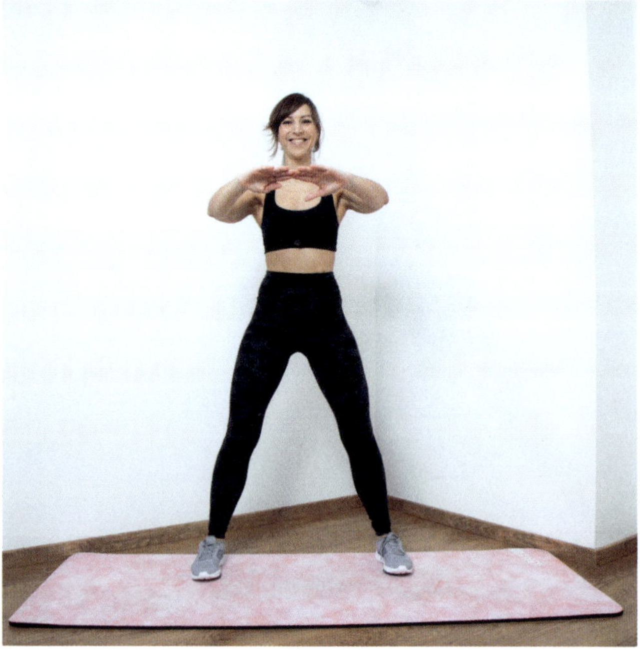

Confirmé :
même mouvement qu'en intermédiaire, mais alternez bras au-dessus de la tête et bras devant.

Patineur

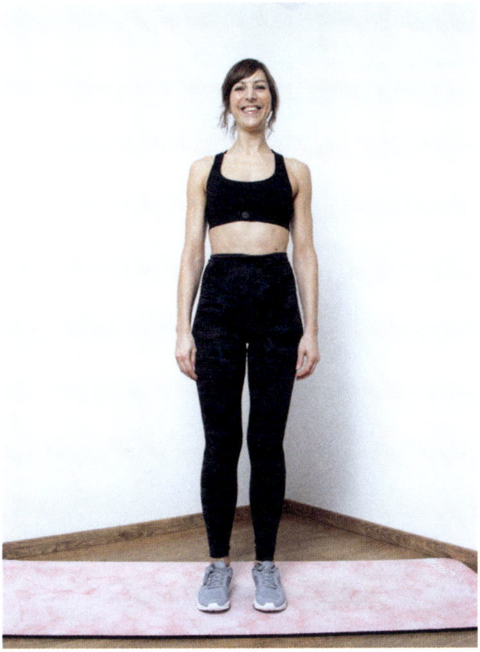

POSITION DE DÉPART

Debout, les pieds écartés de la largeur du bassin et les abdominaux engagés.

ET... ACTION !

Débutant : ouvrez le pied droit sur le côté en fléchissant légèrement la même jambe et ramenez la jambe opposée derrière en posant la pointe de pied au sol. N'hésitez pas à vous servir des bras pour vous aider à trouver votre équilibre

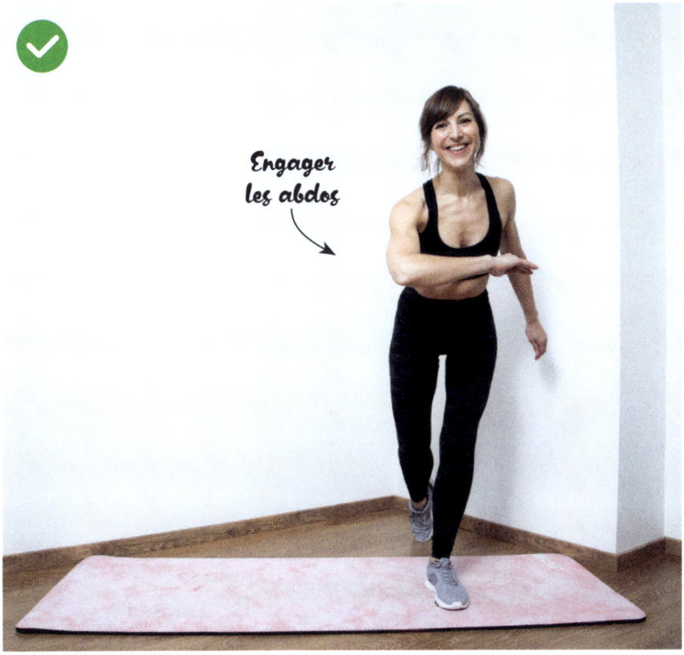

Le petit plus

Ne vous écrasez pas au sol lors du jump et contrôlez votre poids de corps.

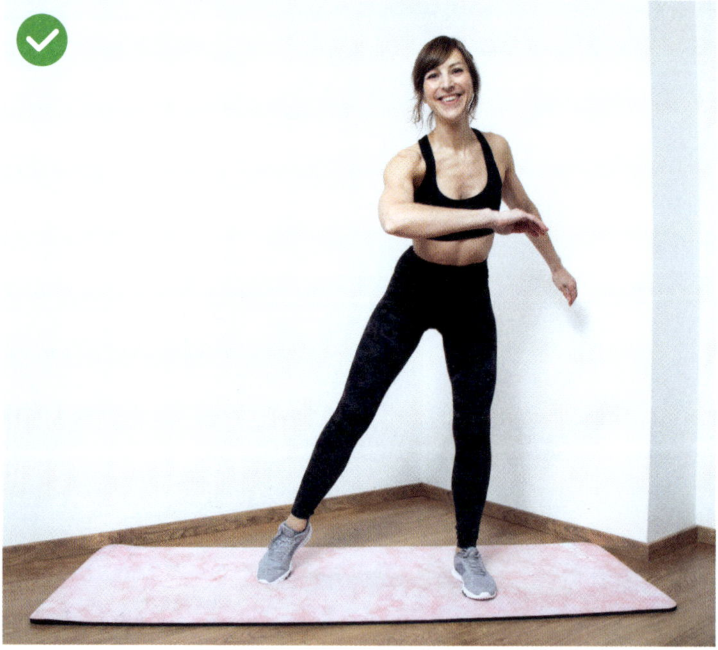

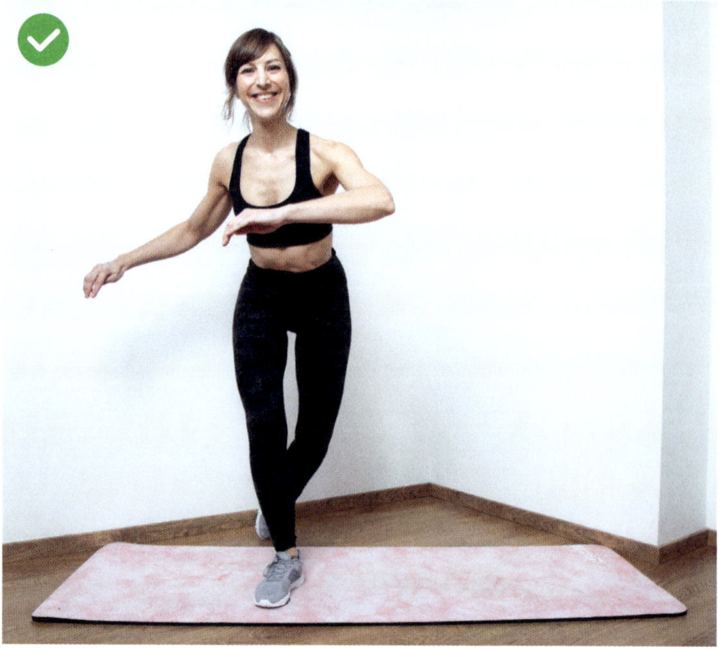

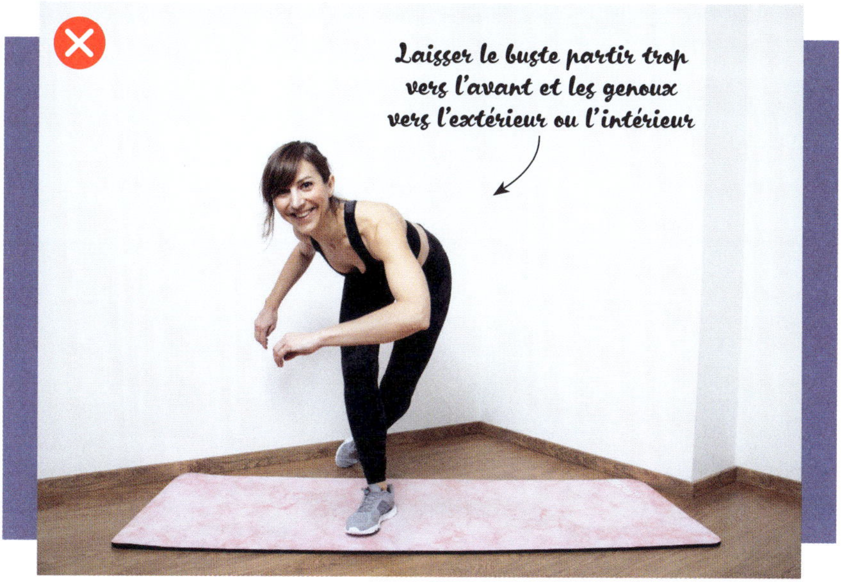
Laisser le buste partir trop vers l'avant et les genoux vers l'extérieur ou l'intérieur

NIVEAUX

Intermédiaire et confirmé : même exécution qu'en débutant mais en *jumpant* entre la droite et la gauche avec l'option de ne plus poser la pointe de pied arrière au sol.

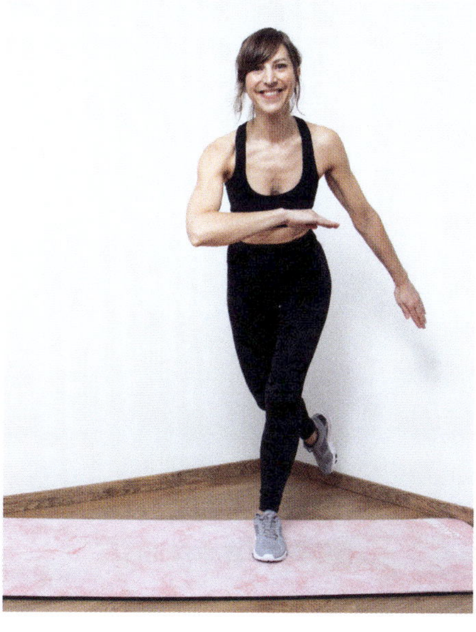

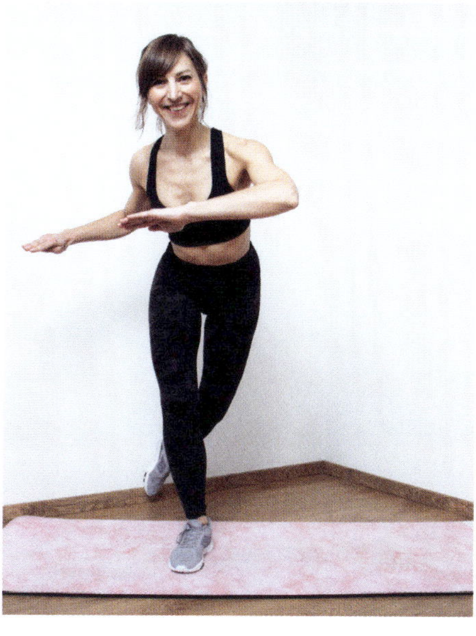

LES SÉANCES

Avant chaque séance, il est important de prendre le temps de s'échauffer : cette étape vise à préparer votre corps à l'effort et ne doit pas être négligée. Elle vous met dans le bain tant d'un point de vue physique que mental.

De même, en fin de séance, le retour au calme durant lequel quelques étirements peuvent être ajoutés est un bon complément à votre séance.

Certes, les étirements doux permettent de récupérer après un effort musculaire, mais c'est aussi un moment au cours duquel vous pouvez vous féliciter de la séance effectuée.

Ces deux étapes sont cruciales et ne doivent pas être occultées dans le cadre de votre pratique sportive.

ÉCHAUFFEMENT

Consacrez environ 1 minute pour chaque exercice.

❶ DOS ROND/DOS PLAT

Debout, buste penché et mains sur les cuisses, les jambes légèrement fléchies. Inspirez, cherchez à allonger la colonne vertébrale et expirez en arrondissant le dos et en cherchant à mobiliser chaque vertèbre l'une après l'autre.

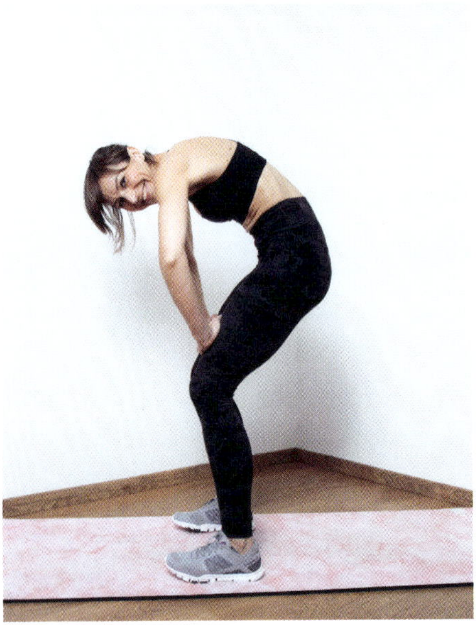

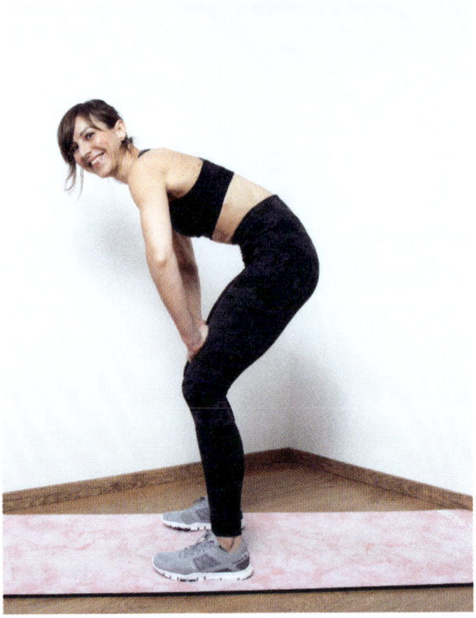

❷ INCLINAISONS DROITE ET GAUCHE

Inspirez et montez les bras au-dessus de la tête en croisant les mains, puis expirez pour incliner le buste d'un côté en conservant le même poids du corps sur les deux pieds. Revenez au centre et faites de même de l'autre côté.

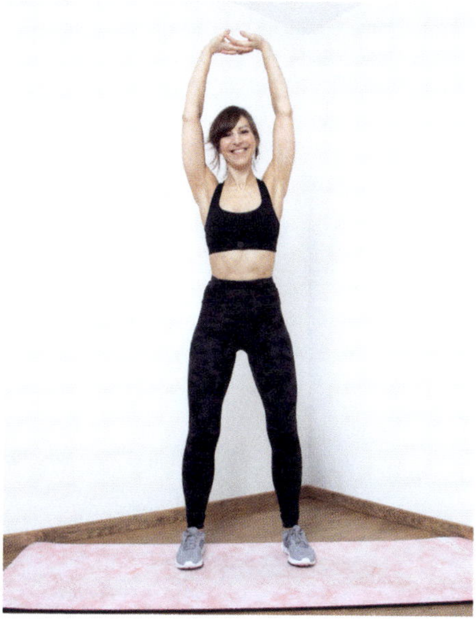

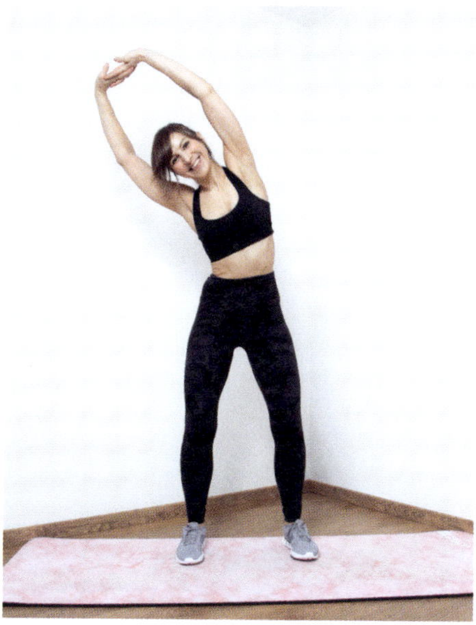

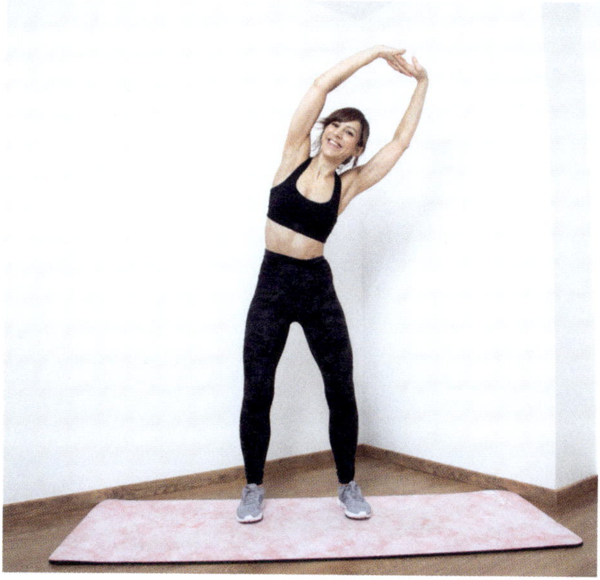

③ BALANCEMENTS DROITE ET GAUCHE

Les jambes écartées de la largeur du bassin, pliez légèrement les jambes et balancez le poids du corps d'un côté à l'autre en tapant la pointe de pied au sol et en conservant la flexion des jambes au milieu.

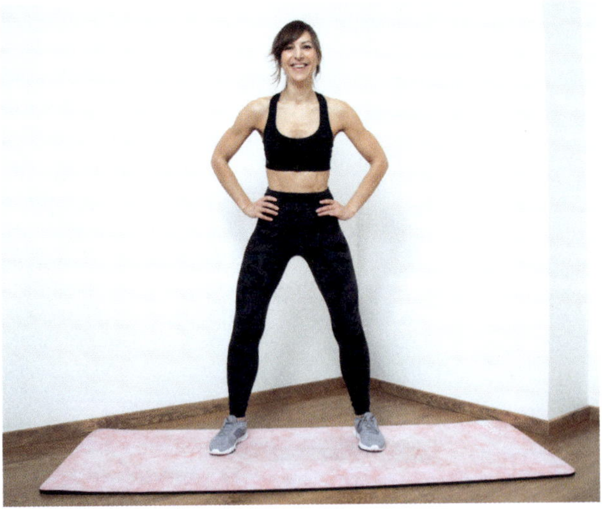

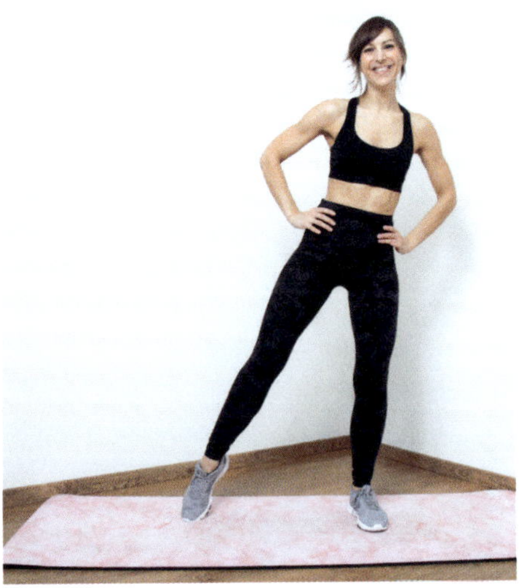

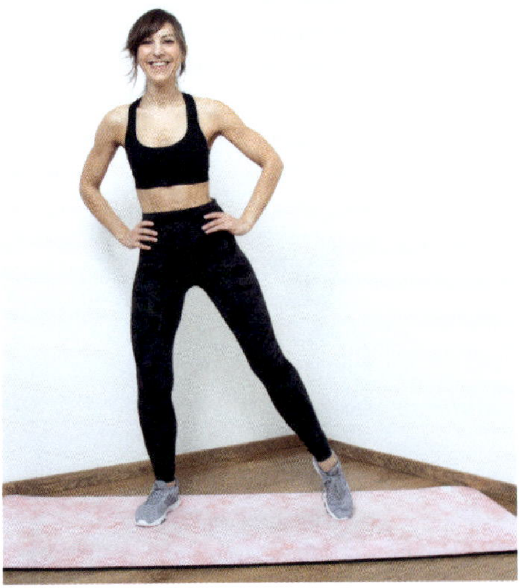

④ TALONS FESSES

Même mouvement que pour l'exercice 3, mais rapprochez un talon après l'autre du fessier.

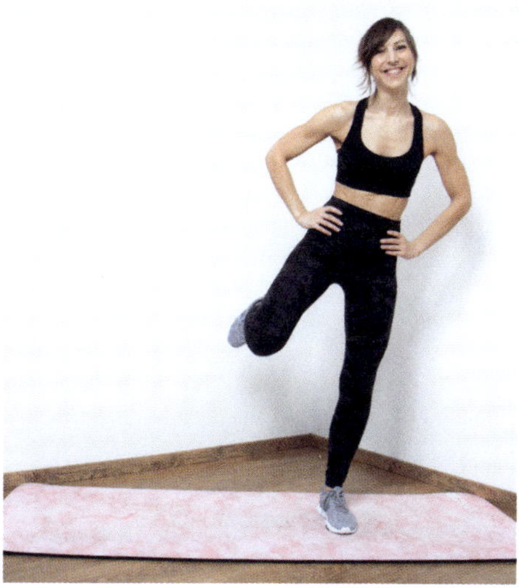

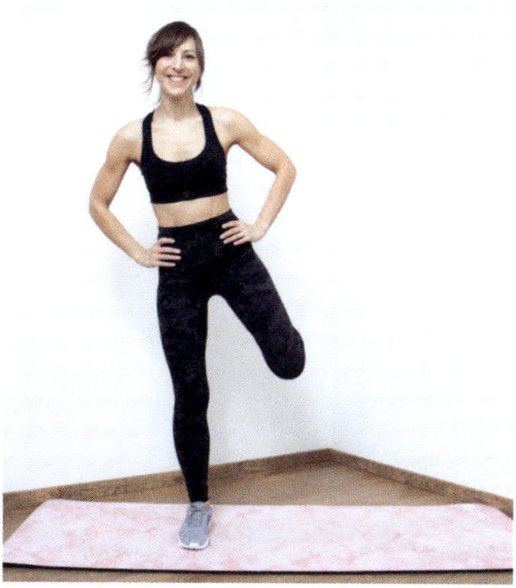

⑤ MONTÉES DE GENOUX

Ramenez une jambe fléchie après l'autre devant vous, le genou en angle droit, tout en montant le bras opposé.

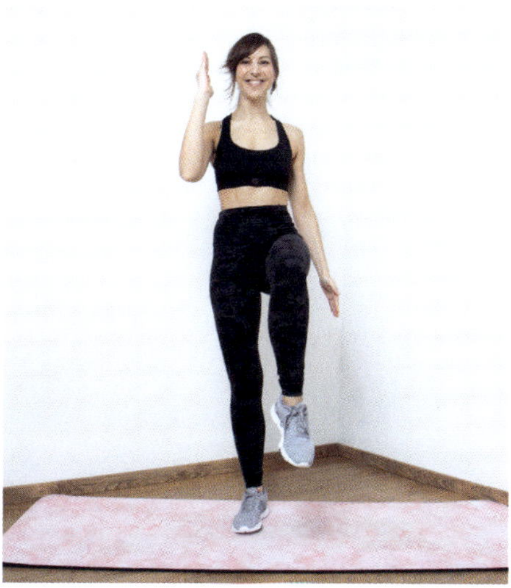

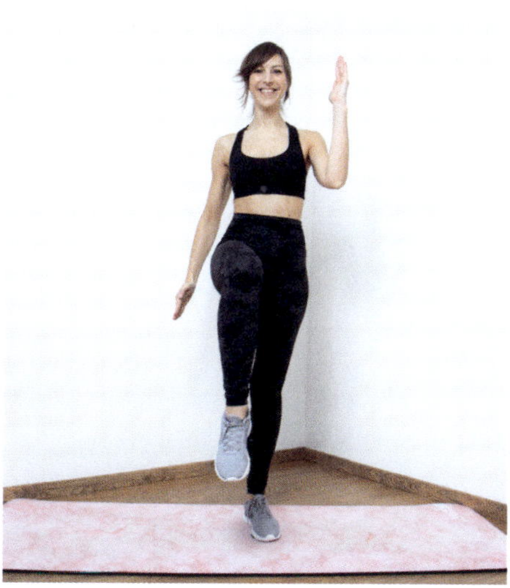

LES COMBINAISONS DE SÉANCES

10 répétitions par exercice
4 à 6 expirations sur les exercices des abdominaux
1 à 2 tours

① FULL BODY

- Squat
- Pompe
- Squat sumo
- Grimpeur
- Fentes alternées
- Commando
- Fentes latérales alternées
- Planche frontale
- Criss cross debout
- Pont

② BAS DU CORPS

- Squat
- Fente à droite
- Squat sumo
- Fente à gauche
- Squat
- Fente croisée à droite
- Fente latérale à droite
- Fente croisée à gauche
- Fente latérale à gauche
- Pont

3 HAUT DU CORPS ET ABDOS

- Tortue sur le dos
- Planche frontale
- Teaser
- Gainage costal droite
- Criss cross
- Gainage costal gauche
- Grimpeurs croisés
- Planche costale droite
- Planche costale gauche
- Russian Twist
- Plank jack
- Teaser

4 FESSIERS

- Pont
- Pont jambe droite
- Coquillage droite
- Pont jambe gauche
- Coquillage gauche
- Donkey kick droite
- Fire hydrant droite
- Donkey kick gauche
- Fire hydrant gauche
- Extensions fessiers alternés debout

5 ABDOS

- Grimpeur
- Teaser
- Planche frontale
- Abdos sur les avant-bras
- Grimpeurs croisés
- Tortue sur le dos
- Pendule
- Planche costale droite
- Criss cross
- Planche costale gauche

6 DÉBUTANT
(faire le niveau débutant de tous les exercices)

- Élévations latérales à droite
- Planche frontale
- Élévations latérales à gauche
- Pompes
- Squat sumo
- Commando
- Fentes alternées
- Grimpeurs
- Squat
- Pompe triceps

7 INTERMÉDIAIRE
(faire le niveau intermédiaire de tous les exercices)

- Criss cross
- Fentes croisées alternées
- Plank jack
- Fentes alternées
- Burpee
- Squat
- Double leg stretch
- Pont jambe droite
- Pompe large
- Pont jambe gauche

8 CONFIRMÉ

(faire le niveau confirmé de tous les exercices)

- Burpees
- Plank jack
- Fente à droite
- Jumping jack
- Fente à gauche
- Grimpeurs
- Criss cross debout
- Squat sumo
- Commando
- Teaser

9 CHALLENGE COMBINAISONS

(ça va piquer !)

- 1 commando + 4 grimpeurs
- 1 jumping jack + 2 criss cross debout
- 1 burpee + 2 fentes alternées
- 1 pompe + 4 grimpeurs croisés
- 4 Russian twists + 1 teaser (2 expirations)

⑩ AVEC CHAISE

- Squat

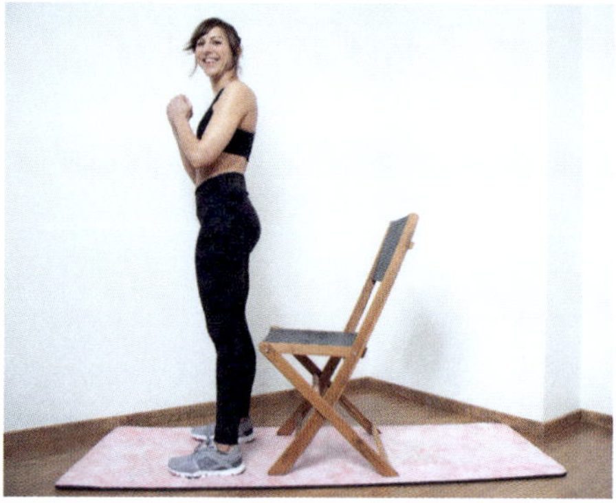

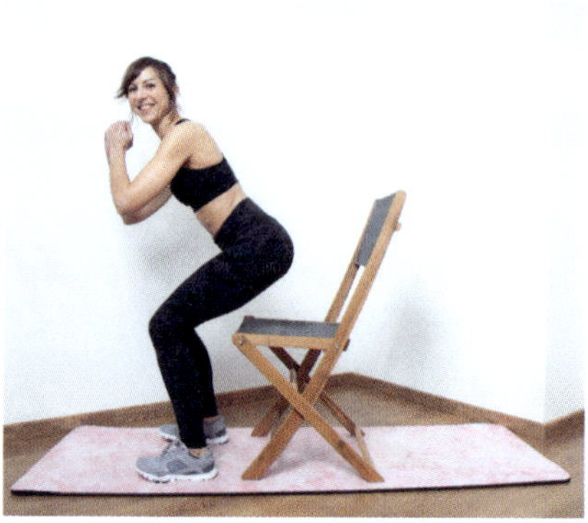

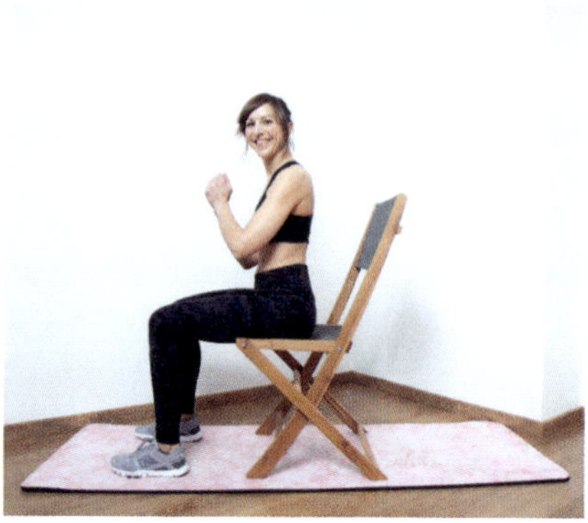

- Dips

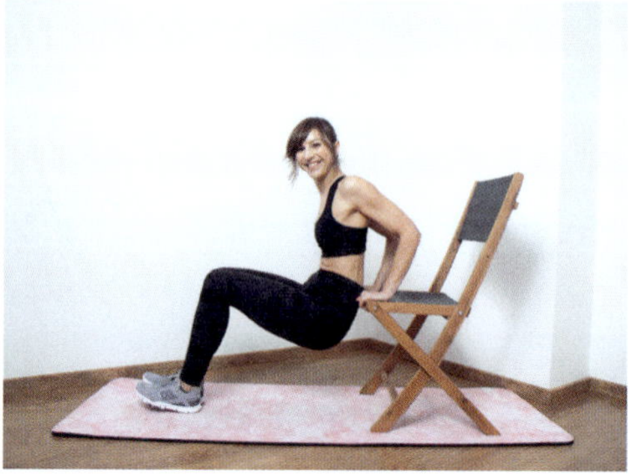

- Fente extension fessiers à droite

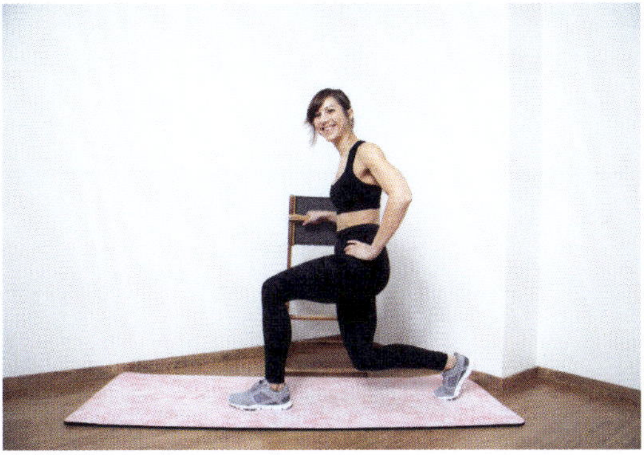

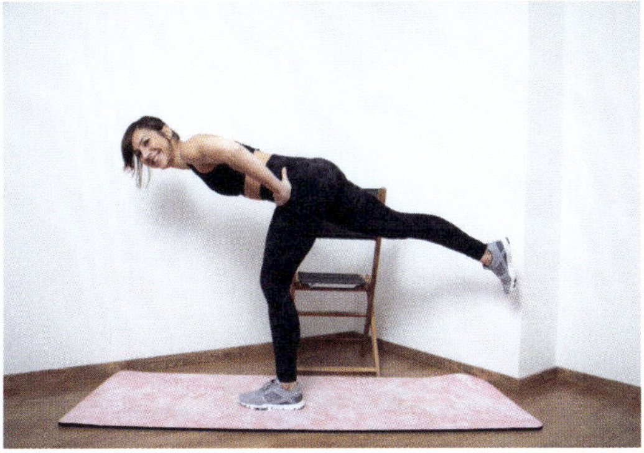

- Planche frontale

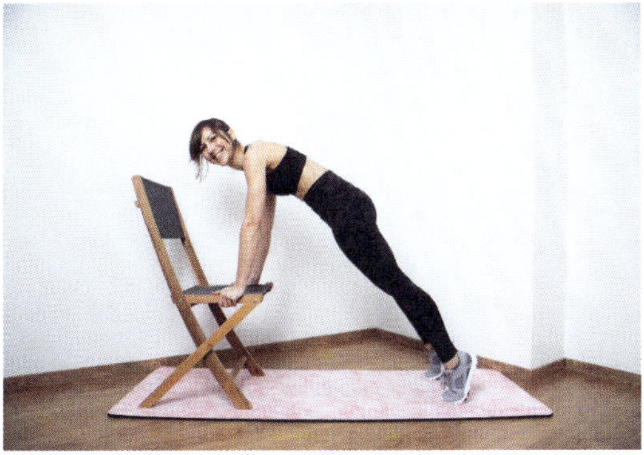

- Fente extension fessiers à gauche

- Grimpeur

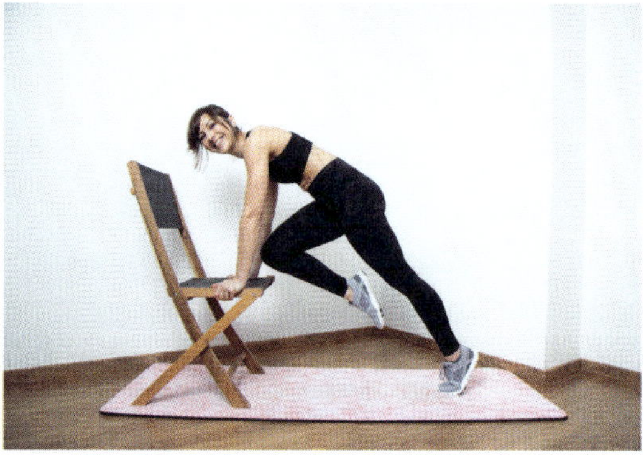

- Squat sumo

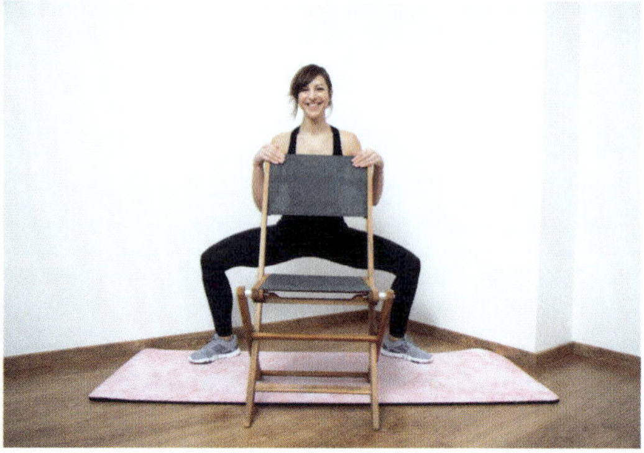

- Grimpeurs croisés

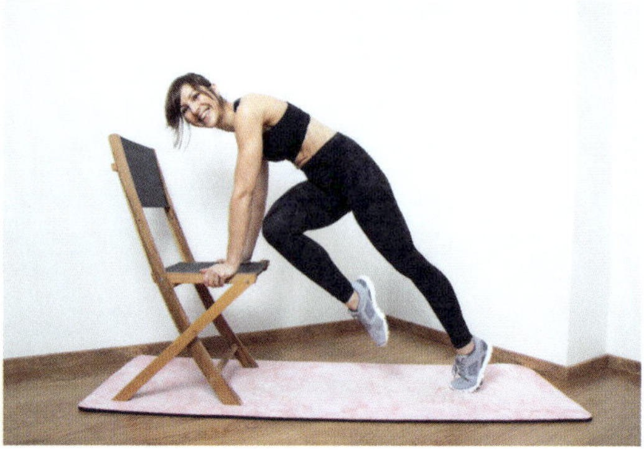

- Pont

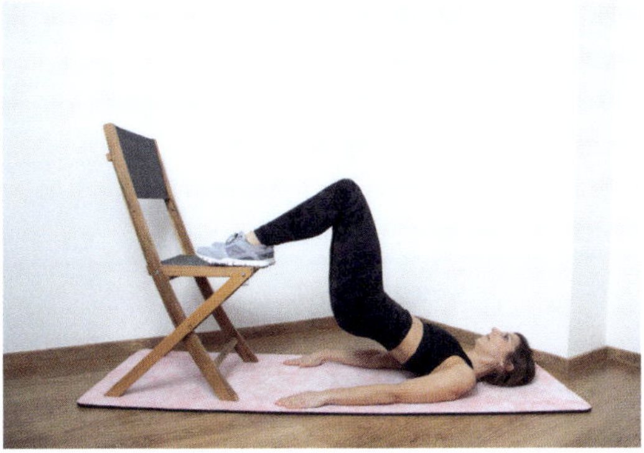

- Plank jack

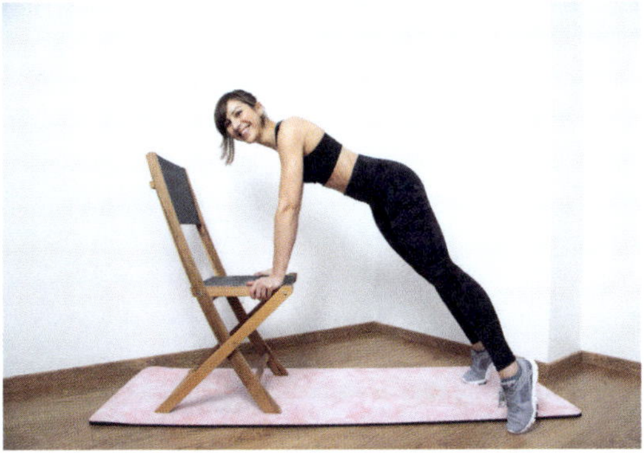

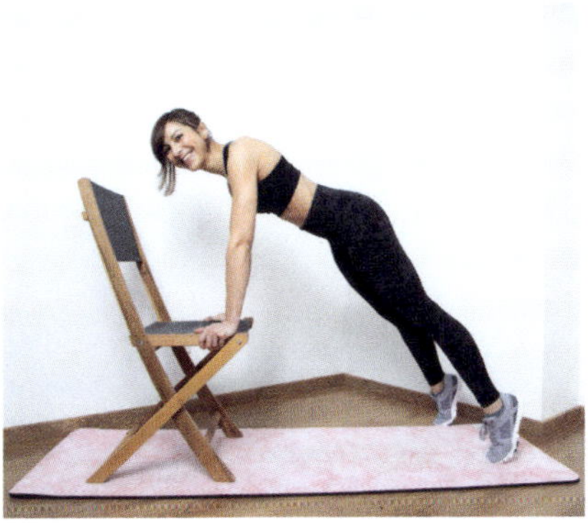

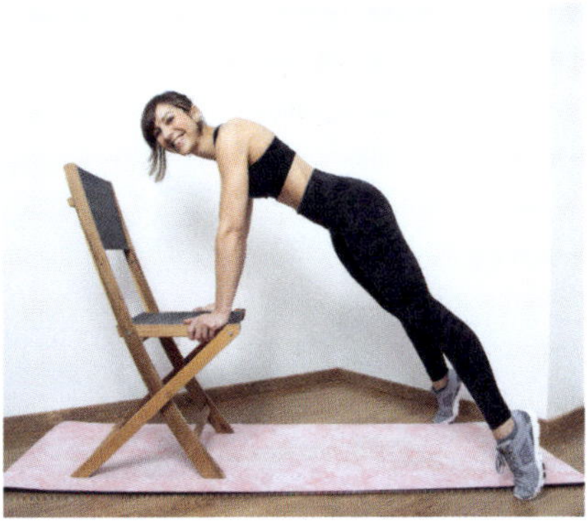

Retour au calme

Voici 12 exercices clés pour un vrai retour au calme. Pensez à bien effectuer les deux côtés ! ☺

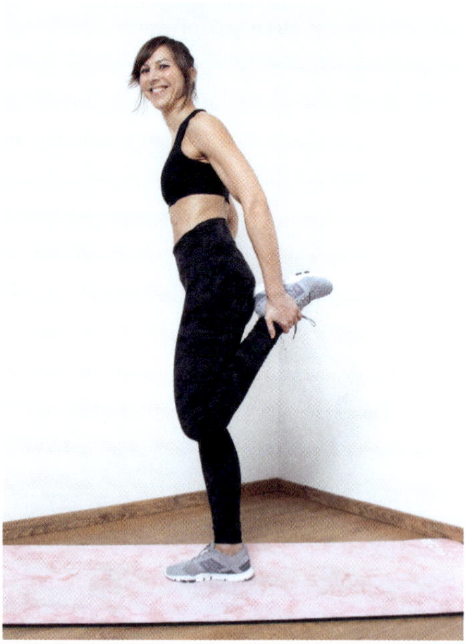

POSITION ❶

J'étire quoi ? Le quadriceps
J'étire comment ? Debout, fléchissez la jambe gauche, et rapprochez le talon du fessier en gardant les genoux proches et alignés. Attrapez ce même pied avec la main gauche. Le dos est droit et la jambe d'appui légèrement fléchie.

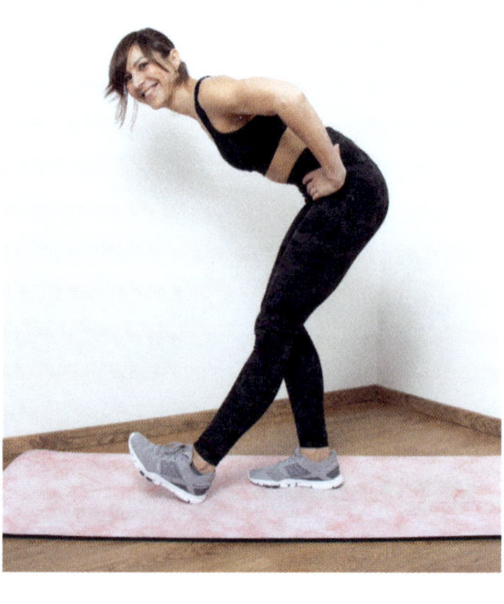

POSITION ❷

J'étire quoi ? Les ischios
J'étire comment ? Debout, les pieds écartés de la largeur des hanches, le pied gauche est flex (pointe de pied vers soi) avec la jambe tendue. Poussez les fessiers en arrière en fléchissant la jambe d'appui droite. Si vous êtes assez souple, vous pouvez rapprocher la main opposée de la pointe de pied.

Effectuez les positions 1 et 2 de l'autre côté.

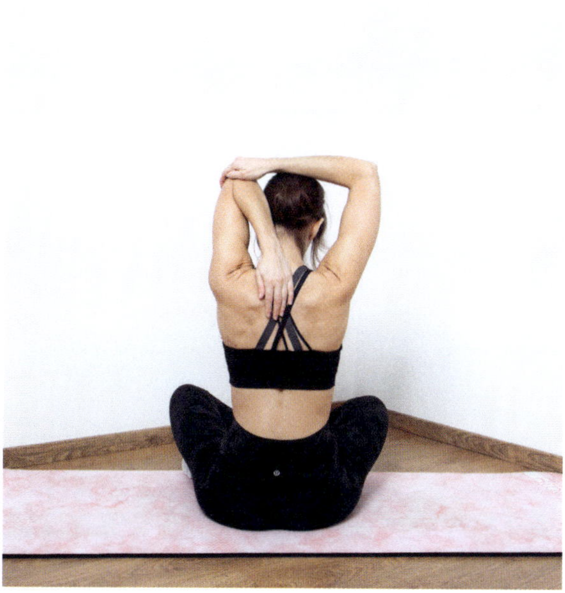

POSITION 3

J'étire quoi ? Le triceps
J'étire comment ? Assis sur le tapis, les jambes en tailleur, placez la main gauche entre les omoplates et tractez le coude vers l'arrière avec l'autre main. Gardez la nuque et le dos droits sans creuser le dos.

POSITION 4

J'étire quoi ? La taille
J'étire comment ? Assis sur le tapis, les jambes en tailleur, posez la main droite au sol et montez le bras gauche vers le plafond. Expirez et inclinez le buste du côté droit en conservant le même poids du corps sur les deux fessiers.

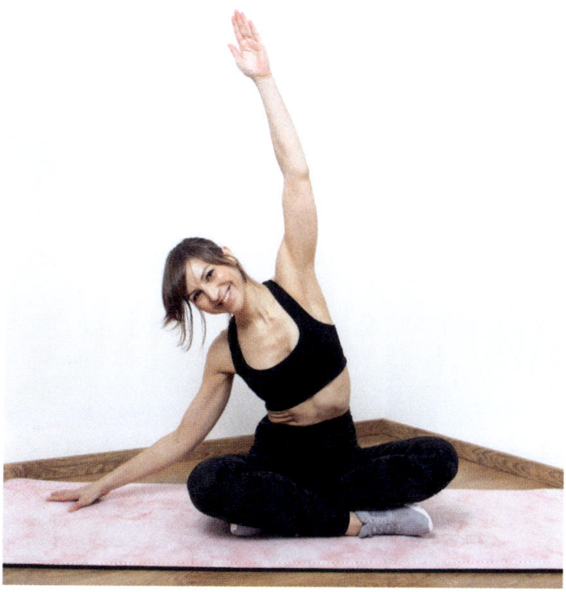

POSITION 5

J'étire quoi ? La taille
J'étire comment ? Assis, les jambes en tailleur, placez la main gauche sur le genou droit, l'autre main derrière vous. Inspirez et expirez, pivotez le buste du côté droit tout en cherchant à vous grandir.

Effectuez les positions 3, 4 et 5 de l'autre côté.

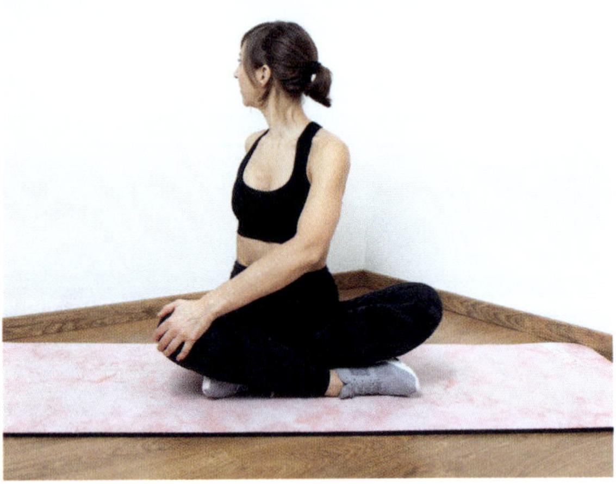

POSITION 6

J'étire quoi ? Les ischio-jambiers
J'étire comment ? Assis, les jambes tendues et déverrouillées (= pas d'hyperextension des genoux), les mains sont derrière vous ou à côté de vos fessiers et votre dos droit. Expirez et amenez le buste vers l'avant en gardant le dos droit puis redressez-vous.

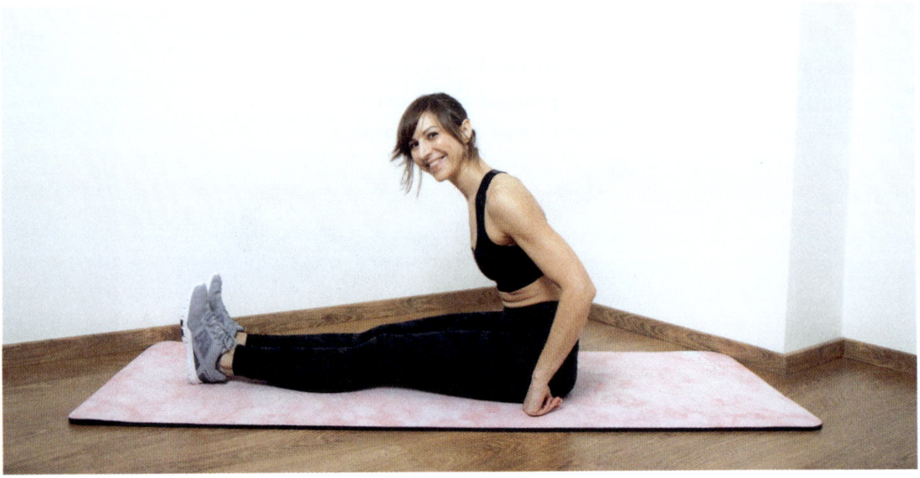

POSITION 7

J'étire quoi ? Les fessiers
J'étire comment ? Gardez la position de départ mais placez le pied par-dessus la cuisse droite, le genou pointant vers le haut. Tirez le genou gauche vers vous avec le bras opposé et tournez légèrement le buste vers le côté gauche. La main gauche est placée derrière vous pour vous aider à vous grandir.

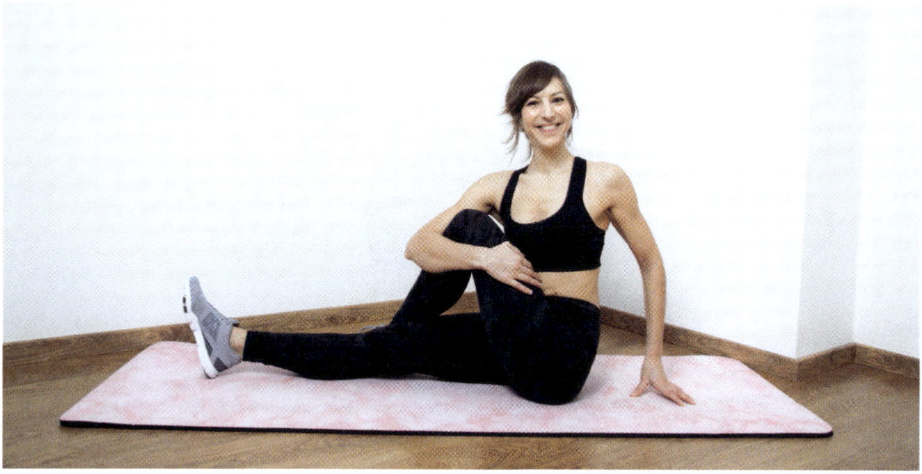

POSITION 8

J'étire quoi ? Les ischio-jambiers, les adducteurs et les fessiers
J'étire comment ? Assis, fléchissez la jambe gauche et placez le pied à l'intérieur de la cuisse droite, le genou ouvert sur le sol. Inclinez le buste sur le côté droit en attrapant pied, cheville ou cuisse selon votre souplesse.

Effectuez les positions 7 et 8 de l'autre côté.

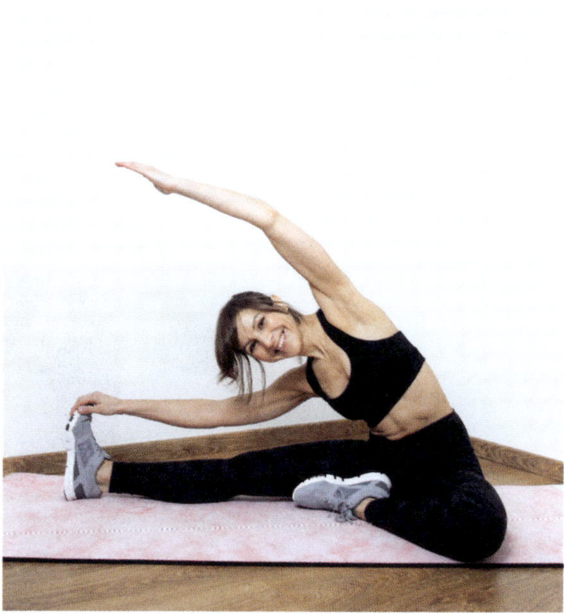

POSITION ⑨

J'étire quoi ? L'ensemble de la chaine postérieure
J'étire comment ? À genoux, face au tapis, rapprochez les fessiers des talons, les genoux écartés, ainsi que le front du sol. Les bras sont tendus devant, les coudes légèrement fléchis.

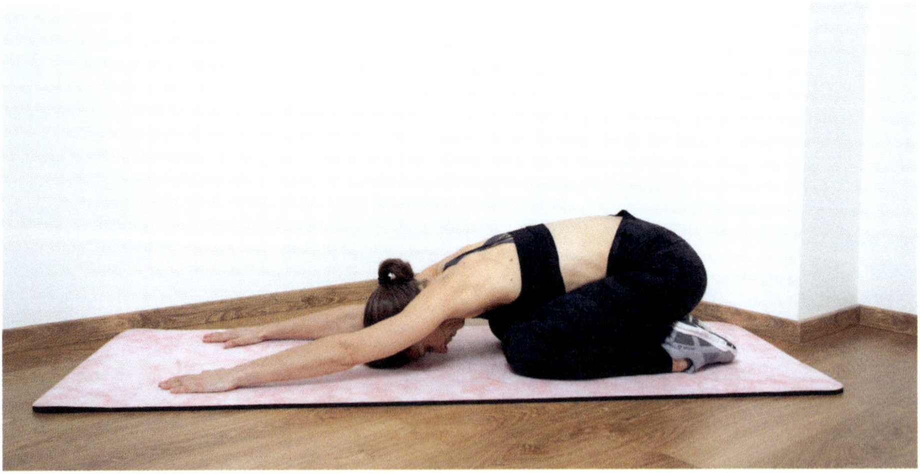

POSITION ⑩

J'étire quoi ? Le psoas iliaque
J'étire comment ? En appui sur le genou droit au sol, le pied gauche devant aligné avec le genou en angle droit, avancez les hanches vers le sol et légèrement vers l'avant tout en gardant le dos droit.

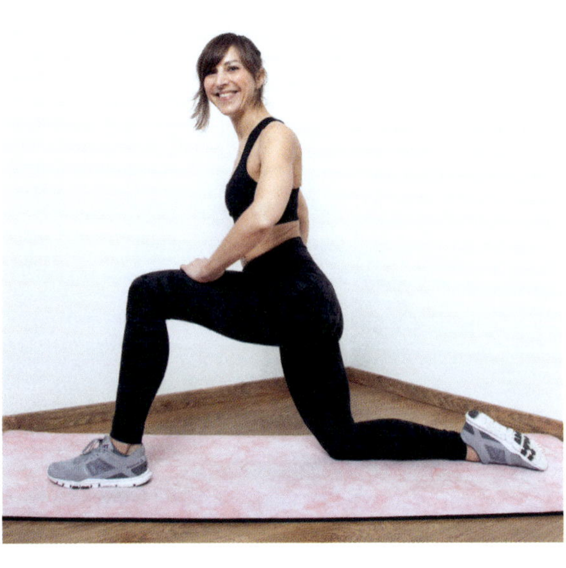

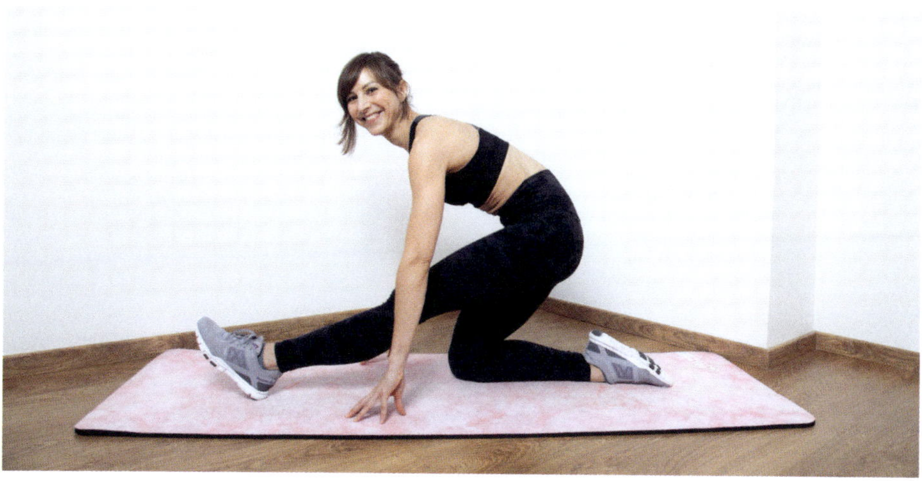

POSITION ⓫

J'étire quoi ? Les ischio-jambiers
J'étire comment ? Même position que la 10 mais placez les mains au sol et basculez le poids du corps vers l'arrière comme si vous vouliez vous asseoir sur votre talon. Conservez le dos bien droit.

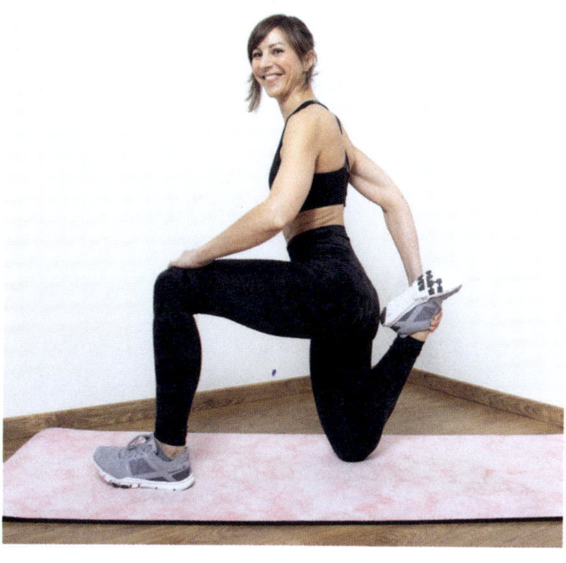

POSITION ⓬

J'étire quoi ? Le quadriceps
J'étire comment ?
Même position que la 10 et rapprochez le talon droit du fessier afin d'attraper la cheville avec la main du même côté.

Effectuez les positions 10,11 et 12 de l'autre côté.

BONUS : ÉTIREMENTS AVEC LA CHAISE

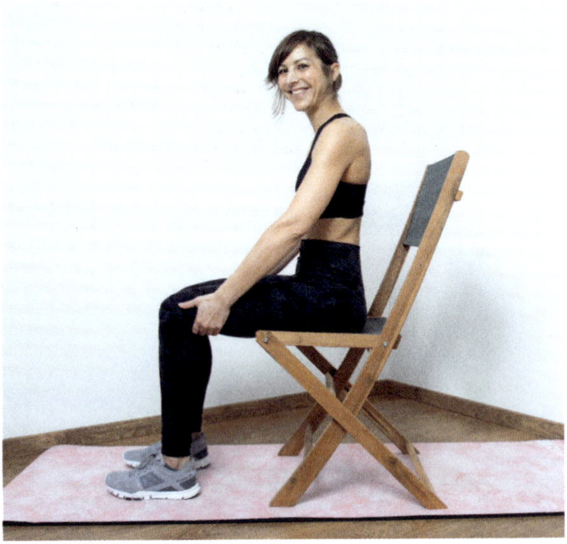

❶ DOS ROND

Assis sur la chaise, les pieds écartés de la largeur du bassin. Placez les mains sur les cuisses, inspirez et, en expirant, arrondissez le dos en basculant légèrement le bas du dos vers l'arrière. Le regard se dirige vers le nombril. Puis revenez en position de départ.

Nombre de répétitions : 6 à 8

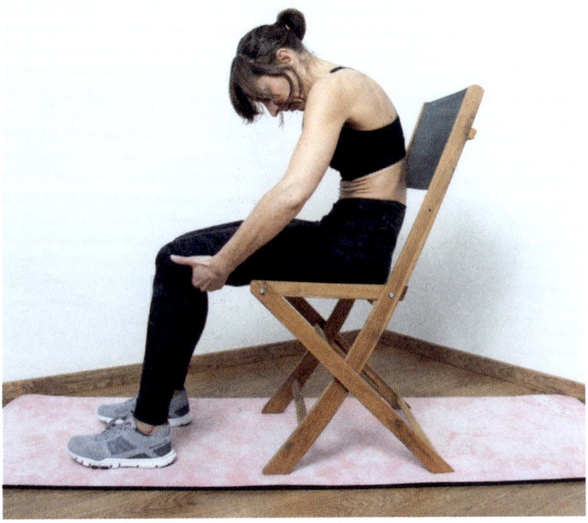

❷ TORSION DU BUSTE

Assis sur la chaise, les pieds écartés de la largeur du bassin. Placez la main gauche à l'extérieur de la cuisse droite et ouvrez le bras droit sur le même côté en conservant le bassin fixe lors de la rotation et le même poids du corps sur vos deux fessiers.

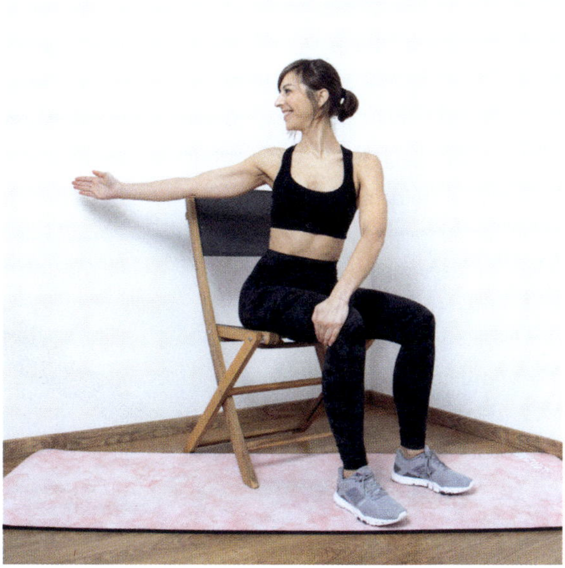

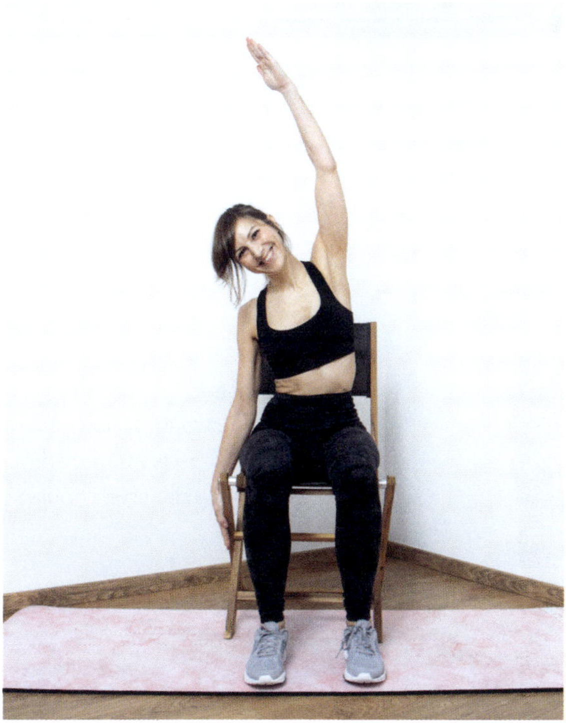

❸ INCLINAISON

Assis sur la chaise, les pieds écartés de la largeur du bassin. Le bras droit est tendu le long du corps. Inspirez, montez le bras gauche vers le plafond et expirez en inclinant le buste du côté droit tout en conservant le bassin fixe.

Enchainez les exercices 2 et 3 du côté droit puis du côté gauche.
Effectuez 6 à 8 répétitions alternées de chaque combinaison.

❹ ÉTIREMENT DES FESSIERS

Assis sur la chaise, les pieds écartés de la largeur du bassin. Placez le pied droit sur la cuisse de façon à conserver le genou droit en ouverture sur le côté.

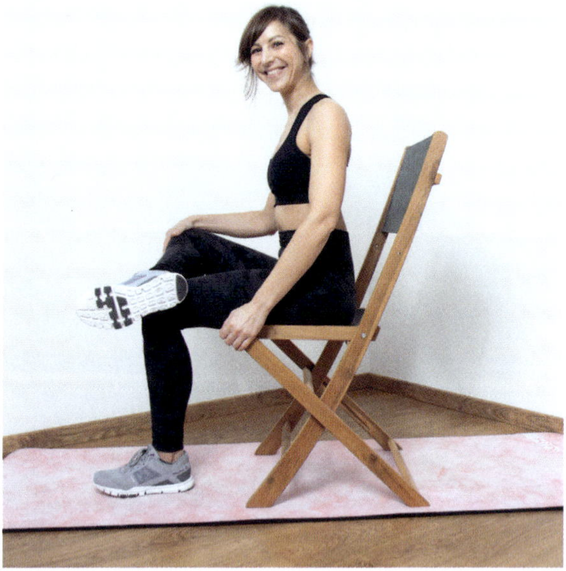

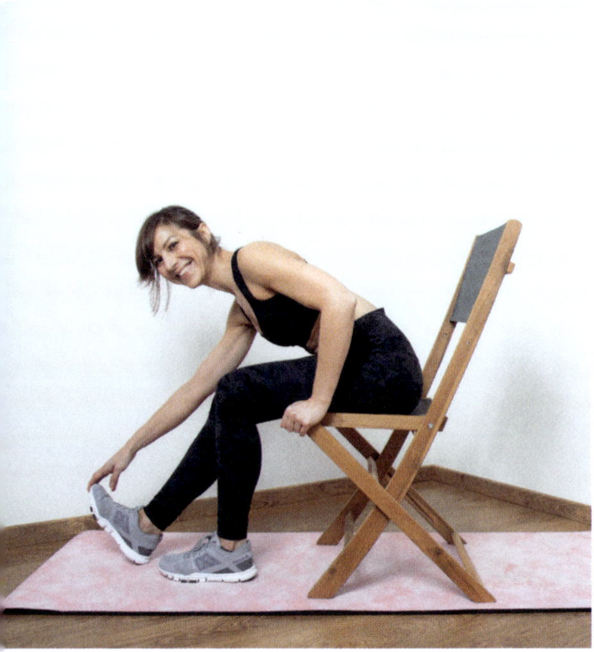

❺ ÉTIREMENT DES ISCHIO-JAMBIERS

Assis sur la chaise, les pieds écartés de la largeur du bassin. Allongez la jambe droite devant vous en ancrant le talon dans le sol. Ramenez les orteils vers vous en conservant la jambe légèrement fléchie. Allongez le buste vers l'avant en conservant le dos droit.

Enchainez les exercices 4 et 5 du côté droit puis du côté gauche.
Effectuez 6 à 8 répétitions alternées de chaque combinaison.

❻ ÉTIREMENT DE LA CHAINE POSTÉRIEURE

Debout derrière la chaise, les mains posées sur le dos du siège. Pliez les jambes et poussez les fessiers vers l'arrière de façon à allonger la colonne vertébrale.

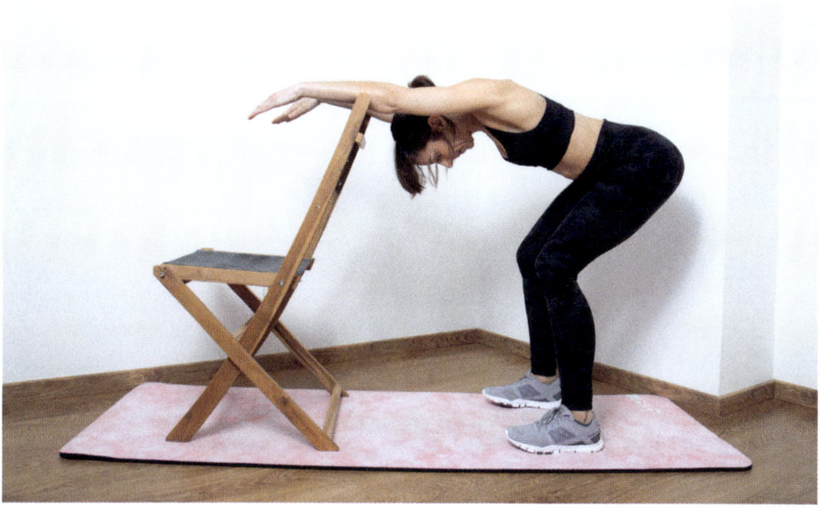

❼ ÉTIREMENT DES QUADRICEPS

Debout derrière la chaise, une main posée sur le dos du siège, rapprochez un talon du fessier en conservant les cuisses collées.

Effectuez 6 à 8 répétitions en alternant les jambes.

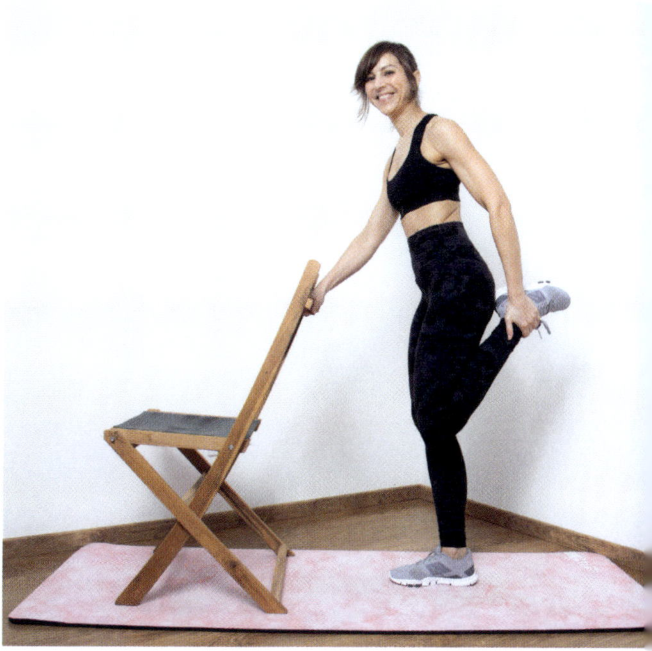

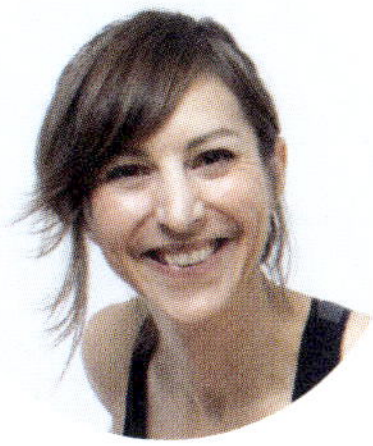

LE MOT DE LA FIN

J'espère que vous aurez trouvé à la lecture de cet ouvrage plein d'astuces et de conseils pour pratiquer en toute sécurité et avec beaucoup de bienveillance.
Je ne crois pas au « mal faire » ou au « mauvais élève » : si les choses ne vous sont pas bien expliquées, vous ne pouvez pas les comprendre, et donc bien les faire.
La pratique sportive requiert du temps et il faut souvent s'y reprendre à plusieurs reprises pour bien faire : répéter fait partie du processus d'apprentissage.

La patience et la régularité vous aideront à progresser et n'oubliez pas, c'est comme pour tout : il y a des jours avec et des jours sans ! ☺

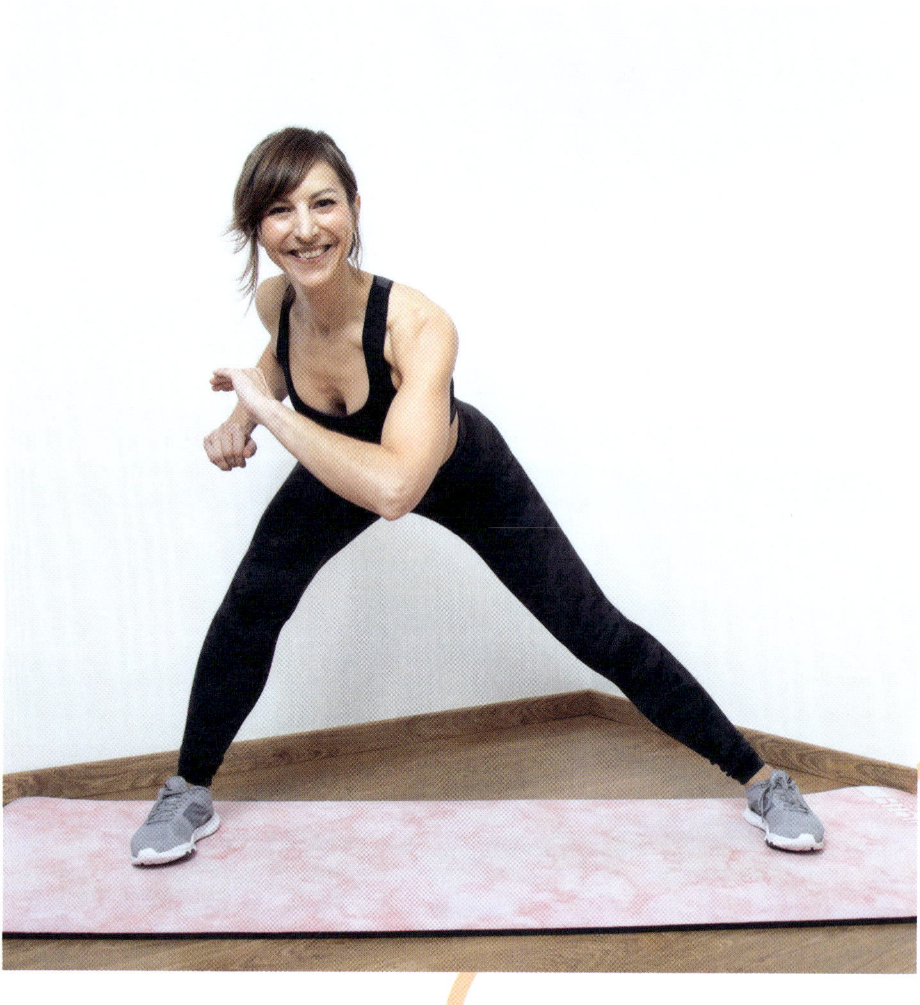

Séverine est coach sportive diplômée d'état (BPJEPS AGFF) et Pilates Trainer.
Elle pratique le sport depuis son enfance et a un jour décidé de faire de cette passion son métier en passant ce précieux diplôme. Elle s'est très vite formée et certifiée en Pilates dans la foulée.
Elle anime son studio en ligne (jesuisunecoach.fr) ainsi qu'un compte Instagram (@jesuisunecoach).

Son petit mot : « J'aime le fromage, j'aime le vin, j'aime la gastronomie. Alors certes, je fais du sport à côté mais je pratique pour le plaisir et la santé. »

Les éditions Mango
Des auteurs spécialistes, des créations uniques
Des ouvrages réalisés en France par des équipes passionnées
Des objets de qualité conçus pour durer
Des livres pour toute la vie !

Direction : Guillaume Pô
Direction éditoriale : Tatiana Delesalle
Édition : Audrey Di Santo
Relecture-correction : Mélodie Quercron
Direction artistique : Sylvaine Beck
Photographies : Virginie Dubois
Mise en pages : Chloé Tipo
Direction de fabrication : Thierry Dubus
Suivi de fabrication : Audrey Bord

www.mangoeditions.com

Dépôt légal : juin 2023
1re édition
ISBN : 9782317032493
Code MDS : MN32493

Retrouvez-nous également sur Instagram et Facebook : @mangoeditions

Achevé d'imprimer par Interak en Pologne en avril 2023.
N° d'édition : M23025

MIXTE
Papier issu de sources responsables
FSC® C015559

Ce livre s'inscrit dans une démarche écoresponsable. Il est composé de matériaux issus de forêts bien gérées, certifiées FSC® et d'autres sources contrôlées. Cette certification garantit une empreinte carbone réduite et une gestion raisonnée de la forêt, qui maintient la biodiversité et protège les écosystèmes. Il est imprimé avec des encres à base d'huile végétale. Il a été imaginé, conçu en France et imprimé en Europe.